携帯電話と脳腫瘍の関係

ついに科学が明らかにした！

著 マーティン・ブランク
物理化学・コロイド科学博士
訳 近藤隆文

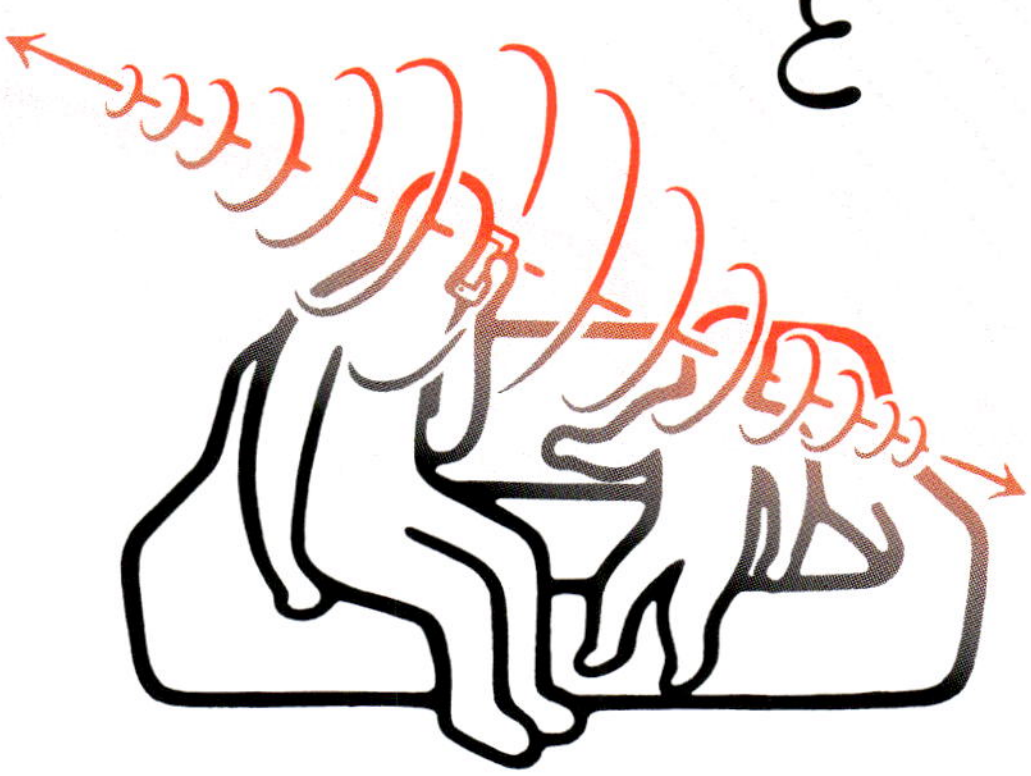

飛鳥新社

携帯電話と脳腫瘍の関係

ついに科学が明らかにした！

はしがき

いろいろな集まりに出ると、私はきまってどんな仕事をしているのかと訊かれるのだが、そこからある興味深いやり取りがはじまることがよくある。「携帯電話やWi-Fi、関連機器の生物学的影響を研究しています」と私は答える。すると相手はやや不安そうに、「やはり危険なのですか？」。大きなリスクを示す証拠がかなりありますと私が言うと、ふつうはそれで会話が終わる――多くの場合、締めの台詞は「まあ、ケータイを手放すなんてとてもできませんが」。

こうした経験からわかるのは、この本を書くにあたって私は少々苦戦を強いられるということだ。人は健康問題に不安を感じるが、生活の大きな部分を占めるようになった驚異のテクノロジーを手放さなければならないとしたら、やはり心穏やかではいられない。そこで、まずは安心していただくとしよう――電子時代の機器を棄てる必要はありません。

とはいえ、この問題への取り組み方はじつに幅広い。廃棄という方法もあれば、現在のような無制限の使用というやり方もある。ある問題が特定されたのち、より安全な代替案がどのように現れてくるかを知るには、エアロゾルがたどった経緯に目を向ければいいだろう。エアロゾルは、初めて登場したとき、テクノロジーのさまざまな進歩の例にもれず、奇跡の物質とみなされた。ところが１９７０年代、数々の研究により、エアロゾルの噴射剤は地球の生物にとって不可欠なオゾン層を破壊していることが示される。国内外の機関に対応が求められ、とくに危険な噴射剤は事実上、しだいに禁止されるようになった。結果として、エアロゾルはいまも使われているものの、オゾン層破壊物質の排出は減っている。

制限を課すことをめぐって議論がもちあがった際、企業の後ろ盾を得た人たちが発するお決まりの台詞がある。「危険であるという確証はない」だ。私はそうではないと示すためにこの本を書いた。このハイテク世界の副産物である電磁放射（ＥＭＲ）が私たちの身体に多種多様な影響を与えることを示す、確かな科学の体系がある。そろそろきまり文句の「危険であるという確証はない」に代えて、「危険を認めて対処すべき時期だ」と言ったほうがいい。

変化に欠かせないステップはたくさんある。なかでも重要なふたつは、

1　テクノロジーが、使用する人と周囲の環境全体にとってより安全になるような基準を確立すること。さいわいなことに、その基準を設けるのはむずかしくないし、曝露の量を減らす方法は数多くある。求められるのは、変化が必要であり可能であるという認識だ。

2　情報が市民に行き渡るようにすること。人は情報を得れば、力が得られる。結集して行動する人々が何をやってのけるかを、私たちはくりかえし見てきた。企業や政府の方針ががらりと変わることもある。

こうした目標が本書で紹介するアイデアの中心にある。事実を知れば、あなたはその情報をもとにテクノロジーの使い方について判断できるし、電磁放射の潜在的な害を抑えるのに欠かせないプロセスの一翼を担うこともできるはずだ。

目次 contents

Overpowered
What Science Tells Us about the Dangers
of Cell Phones and Other WiFi-Age Devices

Originally published by Seven Stories Press, New York, U. S. A., 2014

Japanese translation rights arranged with
Seven Stories Press
through Japan UNI Agency, Inc., Tokyo

※原著第14章「Therapeutic Uses of EMF（電磁場の治療上の使用）」は割合しました。
また、「原注」（参考文献一覧）は下記URLをご参照下さい。
http://asukashinsha.jp/overpowered_notes/

第1章 意外な活動家

我われは「史上最大の生物実験」に参加している

お気づきではないかもしれないが、あなたは無認可の実験に参加している――スウェーデンの脳腫瘍学者レイフ・サルフォードの言葉を借りれば、「史上最大の生物実験」だ。多くの人が強力なマイクロ波送信機――つまり携帯電話――を日常的に直接、頭に押しあてている。これは歴史上初めての事態だ。

携帯電話は電磁場（EMF）を発生させ、電磁放射（EMR）を放出する。これは（送電網や壁のソケットから得られる）交流（AC）電源で作動する現代の電気製品や、無線《ワイヤレス》通信を利用する電子機器すべてに共通する特徴だ。機器によって放射される電磁場のレベルと特性は変わってくる。

こうした電磁場にさらされると、健康にどんな影響があるのか？

そこでこの実験というわけである。

電磁場曝露による多くの潜在的な健康被害（多くのがんやアルツハイマー病など）は、発症まで数十年かかることもある。したがって、この実験の結果がわかるのは何年も先、ひょっとしたら何十年も先だ。だがそのときにはもう、数十億人にとって手遅れになっているかもしれない。

その結果を待っている現在、電磁場の潜在的な危険性をめぐって議論が白熱している。電磁場の科学についてはつぎの章で述べるが、これは簡単に教えられるものではないため、電磁場曝露の健康への影響に関する議論は、かなり錯綜することになる。端的にいって、この議論にはふたつの立場がある。一方は、電磁場曝露による健康への影響の調査をつづけつつ、市民のリスクに対する予防策の採用を勧める人たちだ。このグループには、私も含めて多数の科学者がいて、危険の兆候をいくつも見て取り、予防を強く呼びかけている。もう一方にいるのは、有害だという決定的な証拠が見つかるまで、行動を起こすのは待ったほうがいいと考える人々だ。このグループでもっとも声が大きいのは産業界の代理人たちで、彼らは利益が脅かされると感じているにちがいなく、今後も私たちに電子接続機器をどんどん買って使ってもらいたいと考えている。

この業界の努力は驚くほど成功し、電磁場を発生させる多くのテクノロジーが世界じゅうに普及してきた。だが電磁場にはほかにも発生源がある。とくに目につくのは送電網だ。これは全体が電磁場を発生させるネットワークで、アメリカ人のほぼ全員と、世界の人口の75％に行きわたっている。21世紀前半の現在、私たちは電磁放射のスープに絶えずどっぷり浸かっているといっていい。

電磁波が生きものに及ぼす影響——科学の示すこと

電磁波曝露による生体作用（生物学的な健康への影響）に関する科学は、いまだ揺籃期にある。特定の電磁場曝露（たとえば、10年間にわたる連日20分間の携帯電話使用）から特定の健康への影響（たとえば、がん）が生じると予測することはまだできない。そして科学者たちは何をもって電磁場曝露の「安全な」レベルとするかも定義できずにいる。

ただし、すべての疑問を解決していないまでも、科学はある事実をはっきり示してきた——あらゆる電磁放射は生物にインパクトを与えるということだ。本書を通じて述べていくが、科学はさまざまな生体作用に電磁場曝露が関連していることを示している。たとえば、電磁場がＤＮＡ——われわれを個体として、種という集団として規定する遺伝物質——に損傷を与え、変異を生じさせることは、数々の研究によって確認されてきた。ＤＮＡの変異はがん発生の開始段階とされており、がんと電磁場曝露との関係から安全基準の見直しが求められている。この種類のＤＮＡ損傷は、一般的な携帯電話使用に相当するレベルの電磁場曝露で見られるものだ。

電磁場曝露によるＤＮＡの損傷は、電磁場曝露が健康に悪影響をもたらすメカニズムの一端とされている。複数の研究によって示されているが、携帯電話による電磁場曝露が長年つづくと、特定の種類の脳腫瘍を発症するリスクが著しく（通常のリスクの2倍から3倍に）増大する。16件の研究データの平均値を求めたある調査では、携帯電話を10年以上定期的に使用した場合、携帯電話を使う側の頭部に腫瘍が発生するリスクは２４０％高まることが確認された。イスラエルのある研究によると、携帯電話を月に22時間以上使用する人は唾液腺のがんを50％発症しやすい（イスラエルでは１９７０年から２００６年にかけてこの種類の腫瘍の発症率が４倍になっている）。[1] 携帯電話の基地局鉄塔から４００メートル以内に10年以上住んでいる人は、遠い地区の住民に比べてがんの発症率が３倍になることも確認されている。[2] そして世界保健機関（ＷＨＯ）も電磁場――商用電源周波や無線周波を含む――を発がん性の可能性があると認定した。

がんは研究者たちが真っ先に調べる健康への悪影響のひとつだが、電磁場曝露はほかにもさまざまな健康被害のリスクを増大させることが示されてきた。それどころか、現在の安全基準の数千分の一のレベルでも、神経変性疾患（アルツハイマー病やルー・ゲーリック病など）や、精子細胞の損傷と関連のある男性不妊症のリスクを大きく高めることが証明されている。ある研究では、高圧電線から50メートル以内に住む人は６００メートル以上遠方に住む人に比べ、アルツハイマー病発症の可能性が著しく高かった。１年後に24％、５年後に50％、10年後に１００％

増だ。[3] 別の調査では、１日に２時間から４時間携帯電話を使用すると、携帯電話を使用しない男性よりも精子数が40％減少し、生き延びた精子細胞が示す運動性と生存力も低くなることが実証されている。

電磁場曝露は（多くの環境汚染物質と同様に）人間だけでなく、自然界のあらゆるものに影響をおよぼす。実際、さまざまな種類の植物や動物にマイナスの影響が見られてきた。電磁場は、ごく低レベルでも鳥やミツバチの進路決定《ナビゲーション》能力を妨げることがある。その影響と鳥類の塔への激突死（鳥が送電線や通信塔に衝突して死亡する）という現象を結びつける研究も少なくない。このナビゲーション能力への影響は、地球上のミツバチの数を激減させている蜂群崩壊症候群（ＣＣＤ）とも関連づけられてきた（ある研究では、巣箱の前に携帯電話を置くと、群全体がまもなく完全に崩壊した）。[4] また、ヨーロッパに広まった樹木の奇病もＷｉ-Ｆｉによる環境中の放射と関連があるとされている。

このあとの章で説明するように、こうした電磁放射への曝露が厄介な結果をもたらすことを立証する多くの科学的研究――相互評価《ピア・レビュー》された質の高い科学――がある。しかもそうした影響は、連邦通信委員会（ＦＣＣ）などの、米国における携帯電話の電磁場放出を規制する機関によって、完全に安全とされている電磁場レベルでも見られるのだ。

意外な活動家――科学者である私が電磁場の危険性に気付くまで

私は1960年代からコロンビア大学で研究に取り組んできたが、むかしから電磁場専門だったわけではない。コロンビア大学で物理化学、ケンブリッジ大学でコロイド科学の博士号を取得したため、生物学、化学、物理学にまたがる強力なバックグラウンドがある。キャリアの前半はおおむね、物質の表面や、石鹸の泡に見られるようなごく薄い膜の特性を研究し、やがて生きた細胞を包む生体膜を調査するようになった。

また、新生児の肺胞虚脱の原因となる新生児呼吸窮迫症候群（ＩＲＤＳ。別名肺硝子膜症）の生化学を研究したこともある。これを通じて健康な肺の表面物質が健康な乳児の虚脱を防ぐネットワークを形成することを発見した（その物質の欠如がＩＲＤＳ患者にとって問題になるのだ）。

その後、ある食品会社に雇われ、この表面によるサポート機構を使ってアイスクリームに加えた気泡がなくならないようにする方法を研究した。アイスクリームは、重さではなく量単位で販売されるため、その会社はパッケージごとの実質的な量を減らすことができた（わが家の子供たちはその仕事にずいぶん文句を言っていたが、私が持ち帰るアイスクリームのサンプルは喜んで食べていた）。

電気の力と神経膜や筋肉膜に見られるタンパク質などの成分との相互作用を研究したことも

ある。1987年、電場が膜に与える影響を調べていたころ、電磁場による生細胞へのめずらしい影響を実証したリーバ・グッドマン博士の論文を読んだ。彼女は一般的な発生源による弱めの電場（送電線や電気製品の付近に見つかるもの）でも、生きた細胞のタンパク質生成能力を変えることを発見していた。細胞の機能における電気の力の重要性はまえから承知していたが、この論文は磁力（つぎの章で説明するように、電磁場の重要な特性）もまた、生細胞に重大なインパクトをおよぼすことを示していた。

同業者のほとんどと同じく、私もそれはありえないと思っていた。これにはつぎのような事情がある。一部の種類の電磁場は以前から人体に害があると周知されていた。たとえば、X線や紫外線放射はどちらも発がん性があると認識されている。しかし、これらは原子や分子を電離する能力のある放射線だ。グッドマン博士は、X線に比べてかなり低エネルギーの非電離放射線でも、細胞のごく基本的な特性――タンパク質合成を刺激する能力――に影響を与えることを証明していた。

非電離の電磁場は電離放射線よりずっと低エネルギーなため、長いあいだ、人間やその他の生体システムに害はないとされていた。また、高レベルの非電離電磁場への曝露は、体温の上昇を引き起こす――そしてこの体温上昇が細胞の損傷と健康問題につながる――可能性があると認識されていたが、体温上昇を起こさない低レベルの非電離電磁場は安全と思われていた。

世界でもトップクラスの学術機関に在籍して20年余年、私はそう教えられたし、そのように教えてもいた。というより、コロンビア大学の私の学科の場合（世界じゅうにある他大学の類似の学科と同じく）、人体生理学の全課程を通じて磁場にふれるのは、診断上、心臓や脳における電流の影響を検出するために使われるときだけだった。もちろん磁石と磁場は金属やほかの磁石に作用するが、人体生理学に関していえば、磁場は不活性、もしくは本質的に力がないと想定されていた。

ご想像のとおり、私はグッドマン博士の論文に記された調査に興味を引かれた。そこで彼女がコロンビア大学の同僚で、すぐそばに研究室があるとわかると、直接会って、調査の検証をさせてもらうことにした。まもなく彼女のデータと主張には非常に説得力があるとわかった。私は磁気が健康におよぼす潜在的影響について意見を改めたばかりか、彼女と長期的な共同研究をはじめたほどだ。それは実り多く、個人的にやりがいのある研究となっている。

長年にわたる共同研究の間、グッドマン博士と私は成果の多くを権威ある科学誌に発表した。われわれのリサーチは細胞レベル――電磁場はどのように細胞の表面を透過して細胞とＤＮＡに作用するか――に焦点を当てたもので、観察可能で再現可

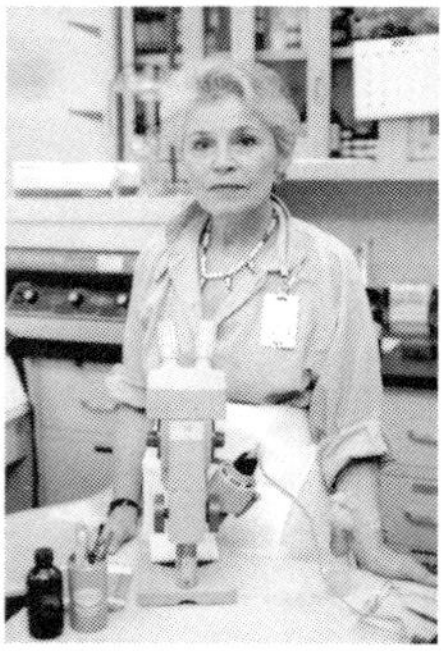

リーバ・グッドマン博士
臨床病理学名誉教授
写真提供：コロンビア大学メディカルセンター

能な、電磁場から生細胞への健康に関わる影響をいくつか実証した。そうした科学誌に発表した発見と同様、われわれのデータと結論はピア・レビューされている。言い換えると、われわれの発見は発表前に検証され、その方法と、測定に基づく結論は妥当だと保証されているわけだ。研究の結果はその後、われわれとは関係のない、世界じゅうの研究室で働く科学者たちによって確認されている。

電磁波を巡る論調の変化

グッドマン博士と電磁場問題を研究してざっと25年、われわれの成果はたくさんの科学者、運動家、専門家に参照され、公衆衛生関連の活動を支えてきた。そのひとつが〈バイオイニシアティブ・レポート（*BioInitiative Report*）〉（９章で述べる）で、これは欧州議会が電磁場の規制強化を呼びかけた際にも言及されている。もちろん、われわれの研究に批判的だった人たちも一部にはいる。それは予想された事態で、望むところでもあった――議論と批判によって科学は進歩するものだからだ。しかし、１９９０年代後半、その批判は別の色を帯び、過去の批評に比べて怒りと嘲りの調子が強くなった。

米国エネルギー省の電磁場リサーチ年次報告会で研究結果を発表したときのことだ。私が話を終えるが早いか、ある有名なアイビーリーグの教授が（なんの根拠もないのに）、私が発表したデータは「ありえない」と言った。つづいて別の高名な学者が（やはりなんの根拠もないまま）、「ひどいミス」を犯している可能性が高いと述べた。このふたりは思い違いをしていただけではない。その発言には露骨な激しい敵意がこめられていた。

のちにそのふたりは電力業界――最大クラスの電磁場発生源――で雇われたコンサルタントだとわかった。これでわれわれの研究に対する根拠のない強弁の説明がつく。私が目の当たりにしていたのは、私的な利益に走った産業が、電磁場の生体作用に関する科学を混乱に陥れようとする姿だった。

産業界による科学的研究の妨害

産業界がそのビジネスモデルをおびやかす科学的研究を妨害するのは、これが初めてではないと知っていた。タバコ、アスベスト、殺虫剤、水圧破砕法など、各業界が科学者に金を払って「科学」を捏造させ、製品は安全だという主張を裏づけさせるのを何度も見てきたからだ。

もちろん、それはまっとうな科学のたどる道筋ではない。科学には、仮説を立てて、それを検証することが欠かせない。厳密かつ再現可能な実験から導かれた、入手可能で観察可能な証拠から結論を引き出す。もとから抱いている信念を裏づけるために証拠をつくるのは科学ではない。それはプロパガンダだ。ヘンリー・ライ博士（ナレンドラ・シン博士とともにおこなった電磁場曝露によるＤＮＡ損傷を実証する画期的な研究について、２章などで詳述する）が説明するように、「現在おこなわれている研究の多くは業界のＰＲの道具にほかならない」[5]。

電磁場のない世界には戻れない

もちろん、電磁場曝露——スマートフォン、その充電に使用される送電線ほか、電磁場を発生させるさまざまなテクノロジーからの放射など——は、喫煙と同列に扱えるものではない。タバコの場合、発がん性物質や有害な作用への曝露は、喫煙というもっぱら自発的な気晴らしに原因がある。もしあしたタバコが世界から消えたら、困惑する人は大勢いるだろうし、タバコ農家はほかの作物を植えるはめになり、廃業する企業もいくつかあるだろうが、それ以上の影響はない。

ひるがえって、現代のテクノロジー（本書で述べる人為的な電磁場の発生源）は、目覚ましいまでのイノベーション、生産性、生活の質の向上の動力源となってきた（詳細は巻末の「附録２」を参照のこと）。もしあした送電網がダウンしたら、携帯電話の全ネットワークが機能を停止し、世界じゅうの無数のコンピュータが立ち上がらず、夜の照明はろうそくの光と月明かりだけとなるだろう――電磁場曝露はぐっと減るが、その代償となるのは現代社会の完全な崩壊だ。

電磁場は単なる現代社会の副産物ではない。電磁場と、それを技術上の目的で利用できることは、現代社会の〈基盤〉になっているのだ。公衆衛生、食品の生産と貯蔵、医療――以上は電力と無線通信に依存する基本的な社会システムの一部にすぎない。私たちは一連のテクノロジーに頼りきった社会を発展させてきたが、そのテクノロジーは19世紀までこの惑星では見られなかった種類とレベルの電磁放射を発生させるのだ。

そうした機器が現代の生活で中心的な役割を担っている以上、電磁場曝露の原因となる活動の安全性に異議を唱える情報に対して、人々が抵抗しがちなのは理解できる。人は愛用の装置を使う時間を制限すること――まして捨てること――など考えたくもない。このことは業界にとって大きなアドバンテージになる。そんな情報は知らないほうがいいと思う人が大勢いるからだ。

必要なのは賢いつきあい方

本書で私が伝えたいのは、ガジェットを捨てることでは**ない**――たいていの人と同じく、私も電磁場を発生させる機器を愛用している。代わりに理解していただきたいのは、電磁場は生物に現実のリスクをもたらすこと、そして業界と製品の安全基準は見直さなければならないし、それは可能でもあるということだ。この本で提案する解決策は、何かを禁止することではない。勧めたいのは、私たちが個々に「慎重なる回避」という考え方を身につけることだ。個人としての電磁場曝露を最小限にし、機器を使用するときは自分とその電磁場の発生源との距離を最大限にする。シートベルトやエアバッグを装備することで、車の高速運転という本来危険な行動の安全性を高めるように、あなた個人の電磁場曝露について同様のリスク軽減方法を考えるべきだ。

より広い社会レベルでは、〈予防原則〉を採用しつつ、一般市民の電磁場曝露について生物学をベースにした新しい安全基準を確立することが最善のアプローチにちがいない。米国が世界に先駆けてフロンガス（クロロフルオロカーボン：ＣＦＣ）の製造を規制したのは、フロン類が地球のオゾン層にとって脅威となることを科学が示したときで、それは両者につながりがあるという決定的証拠が見つかるはるかまえのことだった。それと同じように、政府は公衆衛生への大きな脅威となる電磁場曝露に対応しなくてはならない。車の炭素排出量を規制するように電磁場レベルを規制すれば、メーカーとしては電磁場発生を大幅に削減した機器を設計、製造、販売せざるをえないだろう。

誰だって暗黒時代に戻りたくはない。だが、電磁放射曝露をもたらすテクノロジーと――個人として、そして社会全体で――どうつきあうかについては、もっと賢明で安全な方法がある。

電磁場の危険から身を守るために

私はむかしから科学を問題の理解に役立つ頼れる手段、考えられる解決策についての情報源と見てきた。科学に関する私の教育、キャリア、信頼からわかったことは、つまるところ、知識は力だということだ。電磁場の分野では、その知識が着実に豊かになりつつある。

電磁場の問題は、物理学、生物学、化学にもおよぶものだ（電気工学はいうまでもない）。分野をまたいだ私のバックグラウンドは、右の各分野をほぼ含んでいて、電磁場曝露と生物へのその影響という問題について貴重な視点をもたらしてくれる。この本で書こうとしたのはそういう視点である。

このあとの各章では、電磁場の健康への影響について、これまでに学んできた大量の情報を簡潔にまとめてみたい（こうした問題に関する科学を詳しく知りたい方は、下記ＵＲＬにある「原注」を参照されたい：http://www.asukashinsha.jp/overpowered_notes/）。私のねらいは、すべての電磁場が――当初は無害とされたごく低いレベルであっても――生物に影響をおよぼすのだと示すことだ。そして、携

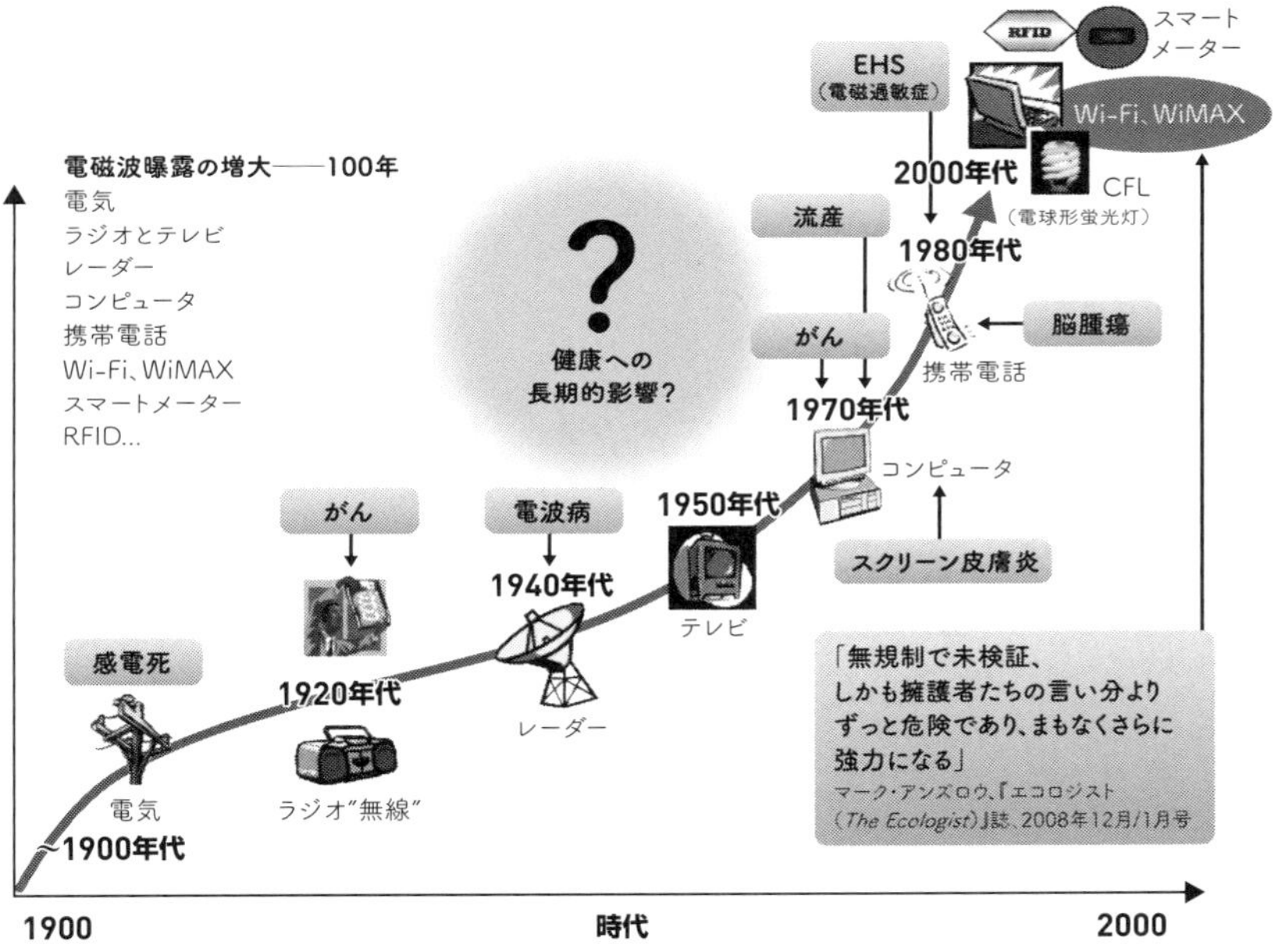

テクノロジーの進歩 極低周波（ELF）から無線周波（RF）
出典：カミーラ・リース、マグダ・ハヴァス（Camilla Rees and Magda Havas）「公衆衛生SOS（Public Health SOS）」より許可を得て掲載

帯電話をかけたり、Ｗｉ－Ｆｉを使ってインターネットにアクセスしたりといった、もはやごく普通の行動から生じるタイプの電磁場曝露が、公衆衛生上の重大なリスクに結びつくのだと。

　この知識を手にすることで、あなたが自分と家族を守る対策をさらに講じ、コミュニティの余計な危険を減らすことに取り組み、いずれは周囲を取り巻くテクノロジーの事情に通じた消費者となることを願っている。

第2章 電磁場はDNAを損傷する

生物学の示す非電離放射線とDNA損傷との関係

1953年のある晩、英国のケンブリッジ大学で研究中の科学者が有名なパブ〈イーグル〉にはいっていき、「生命の秘密を見つけた」と告げた。[1] のちに、そのとおりだったことが明らかになる。

その人物はフランシス・クリックであり、彼と共同研究者のジェームズ・ワトソンは現代科学におけるきわめて重要かつ影響力のある発見を発表しようとしていた。デオキシリボ核酸、つまりDNAの分子モデルである。遺伝の根底にあるメカニズムの謎に包まれた構造が、ついに重大な手がかりとともに明らかになった。世界はようやく遺伝のメカニズム――生物はいかにして生じるか――を理解しはじめることになる。

ワトソンとクリックの発見以降、私たちは何年もかけてDNAが多彩な役割を担う複雑な分子であることを知るようになった。DNAの構造が発見されたのは1953年だが、ゲノム――あなたのDNA内に含まれる遺伝情報の全貌――が解読されはじめるまで、さらに47年――とスーパーコンピュータの発明――を要している。

DNAは複雑なだけでなく、繊細でもあり、損傷を受けやすい――それも、がんなどの重大な疾患の原因になるとされる種類の損傷だ。科学者、医師、研究者たちは以前から電離放射線――太陽光に含まれる紫外線や、医師や歯科医の診療所で曝露するX線など――が、DNAの損傷や破壊の原因となることを認識してきた。ところが、送電線、テレビ放送、携帯電話からの非電離放射線はDNAに損傷を与えないとされている。たとえば、2002年、アメリカ物理学会のロバート・L・パーク博士はこう述べた。

既知の発がん因子はすべて……化学結合を切断して作用し、突然変異のDNA鎖をつくり出す。電磁スペクトルの紫外線帯に達して初めて……光子は化学結合を切断するに足るエネルギーをもつ。マイクロ波光子は組織を熱するが、どれだけ放射が強くても、化学結合の切断に必要なエネルギーに近づきはしない。[2]

このような、誉れ高い団体や尊敬される学者たちによる強硬な発言は、EMFには健康上の危険はないと世間を安心させることをねらいとしている。では、私はどうして危険があると言えるのか、そう疑問に思う向きもあるだろう。ではお答えしよう。パーク博士は物理学を知っているとしても、生物学については甚だ無知なのだ。

生物学ははっきり示している。あらゆる周波数のEMF——あなたの携帯電話やラップトップ、タブレット、そしてそれらのWi-Fiアンテナが発生させる非電離放射線など——は、DNAと反応し、損傷を与える可能性があるのだと。そしてDNAの損傷は細胞の死につながり、あるいは突然変異として残り、それががんなどの重大な疾患に直結しかねない。この章ではその仕組みを説明しよう。

細胞とDNA

すべての植物、動物、昆虫——あなたがまわりで目にするすべての有機生命体——は細胞でできている。細胞の存在は1665年、英国人哲学者で研究者のロバート・フックによって初めて注目された。ロンドンの王立協会で実験監督（研究開発部長に類する役職）を務めたフックは、生物学の分野で顕微鏡を使用した嚆矢だ。彼は顕微鏡を使って一片のコルクを調べていたときに大発見をした。つまり細胞を目にして公に確認した最初の人物となったわけである（この研究で彼が使用した顕微鏡はメリーランド州シルヴァー・スプリングの国立保健医学博物館に所蔵されている)。

いうまでもなく、フックによる細胞の発見は一大事だった。ところが当時、フックは自分が発見したものに価値を認めず、170年以上のちの1839年にようやく〈細胞説〉が登場した。

細胞説は核となるいくつかの原理に基づいている。

- すべての生物はひとつ以上の細胞でできている。
- すべての細胞はほかの細胞に由来する。
- 細胞は有機体の生存に不可欠な機能を果たす。
- 細胞は遺伝情報を含んでいる。

最後の遺伝に関する原理は厄介だった。1世紀のあいだに科学者たちは細胞とその機能について多くを学んだが、遺伝におけるDNAの役割がわかったのは1950年代になってからだ。

DNAには、EMFの有害性を理解するのに役立つ主な特徴が3つある。DNAの電気特性、DNAの複製プロセス、細胞レベルの環境ストレスに対処する際のDNAの役割だ。

DNAは電気を伝える

DNA――および、その美しく対称的な、ねじれたはしご状にからみあう二本鎖の遺伝情報――は、自然界でもきわめて印象的な構造に数えられ、その形状は〈二重らせん〉と呼ばれている。二重らせん構造についてはDNA模型に関する最初の論文に記されていたが、「二重らせん」という言葉が一般に広まったのはもっと遅く、ジェームズ・ワトソン1968年の著書『二重らせん――DNAの構造を発見した科学者の記録』のタイトルに使われてからだった。

DNAは非常に効率的でもある。体内の各細胞のなかには、長さ2メートルものDNAがあり、ねじれて折りたたまれたコイル状の形態で細胞中央の核の内部に収まっている――これはエンジニアリングの離れ業で、その電気特性はじつに興味深い。

DNAのからみあう鎖は〈ヌクレオチド〉と呼ばれる分子の横木（〈塩基〉ともいう）でつながっている。DNAの各横木はふたつのヌクレオチドからなり、それぞれの鎖からひとつのヌクレオチドが結びついて対を形成している。こうしたヌクレオチドは水素結合でつなぎ合わされており、そこではひとつの水素原子がふたつのヌクレオチドに共有され、接着剤の働きをしている。数多くのヌクレオチドが水素結合でつながっていることで、ふたつの鎖のあいだに強い引力が生じる。

水素結合したヌクレオチドは両面に電子がある平面的な分子だ。ＤＮＡのはしごの横木はたがいに接近しているため、電子は連続した層を形成し（〈電子雲〉と呼ばれることが多い）、その層は電子の流れをＤＮＡ鎖に沿って伝えることができる。このため、電子はＤＮＡの横木を形成するヌクレオチドに沿って（電線さながら）伝えられやすい。これが〈電子移動〉という現象だ。電子が酸化因子によってＤＮＡの横木へと渡されると、その負の電荷がヌクレオチドを流れていく。カリフォルニア工科大学のＪ・バートレットと彼女のグループが、ＤＮＡにおける長い距離の電子移動と、塩基対の組成によってその能力に差が生じることを実証している。[3]

つまり、ＤＮＡは電気を伝えるということだ。

それどころか、ＤＮＡは効率的な電導体であり、分子エレクトロニクス、あるいは生物学的ナノテクノロジーでは一般的な構造材料となっている。生命体からごく小型の機械を組み立てる研究者たちがＤＮＡを構築材に用いるのは、電気をよく伝えるからにほかならない。

〝フラクタルアンテナ〟――ＤＮＡは電磁放射に敏感

もうひとつＤＮＡの魅力的な電気特性に、そのコンパクトな形状によるものがある。全長２

メートルのDNA分子がひとつの細胞の核に効率よく収まるのは、ひとつには緊密なコイル状のフラクタルパターンにまとまるからだ。フラクタルとは自己相似性が見られる形であり、その形の各部分が全体の形に似ている。どれだけ拡大しようが縮小しようが、その形の見た目は変わらない。DNAがフラクタルであるのは、小さなコイルが巻かれて大きなコイルになっている、つまり〈コイルドコイル〉と呼ばれる形状をしているからだ。

そしてDNAに見られるこのコイルドコイル構造と電導性は、いわゆるフラクタルアンテナの二大特徴なのである。フラクタルアンテナのコイルドコイル構造は、アンテナの長さを最大限にしつつ、全体のサイズを最小限に抑える。そのため、フラクタルアンテナはとても長いと同時に、非常にコンパクトだ。この設計のおかげで、携帯電話信号の強さやラジオの受信状態は大幅に向上し、広い帯域にわたる電磁周波が増幅される。そしてDNAは見かけがフラクタルアンテナに似ているだけでなく、その作用も同様だ。

定義上、フラクタルアンテナは幅広い周波数帯域のEMFを拾って反応することができる。これは環境中の多くの周波数のEMFがあなたのDNAと反応でき、実際に反応するということだ。だからこそDNAは電磁放射に敏感である――体内にあるほかの大型分子（たとえば、タンパク質）に比べ、著しくEMFに敏感だ。

DNA複製とは

ＤＮＡは人々の心のなかで遺伝と密接に結びついている――あなたが親に似ている理由であり、犬からは子犬しか生まれない理由だと。だが、ＤＮＡの価値がそこで尽きるのだとしたら、生まれたあとの人生にはほとんど影響しないことになる。

実際はもっとダイナミックに、ＤＮＡはあなたの生涯を通じて重大かつ継続的な役割を果たす。体内の細胞はたえず死んでいき、新しい細胞がつねにつくられ、それらに取って代わる。成長を維持するには新しい細胞が必要だ。そうやって新生児は乳児になり、やがて子供に、さらに大人になっていく――体内の細胞を増やし、死滅していく細胞と置き換えながら。子供の場合、このプロセスはとくに劇的だ。だが大人になっても、私たちの身体は新しい細胞をつくりつづける。たとえば、胃壁の細胞は平均して4日ごとに総入れ替えされる。ほかの多細胞の構造や器官はサイクルが遅めだが、体内ではつねに細胞増殖が進行中だ。

新しい細胞をつくるには、細胞（〈親〉細胞と呼ばれる）中のＤＮＡをコピーしなければならない。ＤＮＡにおけるこのコピー、つまり〈複製〉プロセスはまさに驚異的だ。ヒト細胞がひとつ分裂するたび、そのＤＮＡが複製され、まったく同じ遺伝データをコピーして新しい細胞に受け渡す。体内には数十兆の細胞があるので、1日に起こる複製の数を考えると気が遠くなりそうだ。

ただし、細胞はこれを完璧におこなうわけではない。

DNAの複製ミス

DNA複製の目的は、元のDNAの正確なコピーをつくることだ。だが、DNA複製プロセスはきわめて広い領域にわたるため、間違いは起こるものと想定されている――そして実際に起こる。DNAの複製ミスが生じる確率は推定0・001%。低いように思われるかもしれないが（野球のピッチャーが10万人のバッターに対して1本のヒットしか許されないと想像してほしい）、各細胞のDNAの量を踏まえると、体内の細胞がひとつ分裂するたび、およそ12万個のミスが生じることになる。

よくある種類のエラーに、DNAの鎖が断ち切られることがあり、これを〈鎖切断〉という。切断されるのがDNAの二重らせんのうちの1本である場合は、〈1本鎖切断〉と呼ばれる。2本ともの場合は、〈2本鎖切断〉だ。

DNA複製ミスの修復とその限界点

さいわい、体内の細胞には小さな品質保証検査機構もある。DNAのコピーを確認し、誤りがないかチェックする検査メカニズムだ。そして多くの場合、あなたの細胞は誤りを直すことができる。つまり、鎖切断は常時発生するが、細胞には修復メカニズムがあって、そうした切断の多くを直すわけだ。しかも、研究によって示されているように、細胞が損傷を修復するのがうまければうまいほど、あなたは長生きする。

だが、いくら修復が得意だとしても、直せるものには限度がある。したがって、鎖切断のような誤りが多すぎると（そのレベルには個人差があるが）、細胞の修復メカニズムは対処しきれず、損傷が残る。そのときにはすでに新しい細胞のDNAは原型から変異している。

変異した細胞は正常に機能を果たせないことが多い。そうなった場合は、細胞が〈アポトーシス〉あるいは〈プログラム細胞死〉というプロセスを発動する。細胞を殺して取り除く処理だ。これは最善の結果で、損傷した細胞が死滅してしまえば、身体が害されることはなく、欠損遺伝子が受け継がれることもない。

ところが、損傷のある細胞が変異したDNAとともに生き残って複製され、体内の永続的な遺伝子変異となることがある。場合によっては、こうした遺伝子変異は害がなく、少なくとも損傷は細胞の働きには無関係だ。あなたの身体のどの細胞にもあなたの全ＤＮＡが含まれているが、すべての細胞がすべての遺伝子を必要とするわけではない。たとえば、脳の細胞が発現させる遺伝子は皮膚の細胞とは異なる、といった具合に。だが一方では、損傷がＤＮＡ（とその子孫）に有害な変異を生じさせる場合もある。がんなどの疾患が発症するとされているのはこのプロセスだ。

内的なもの（あなたの家族の遺伝子）と外的なもの（汚染物質への曝露など）、さまざまな力がＤＮＡ損傷の発生率を左右する。ＥＭＦはそうした力のひとつだ。

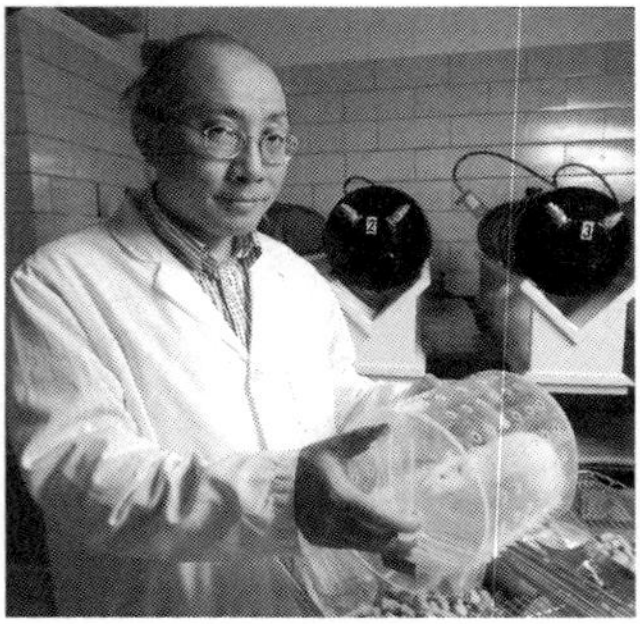
ヘンリー・ライ教授、ワシントン大学
出典：*Columns Magazine*, March 2005

EMFはDNA鎖を切断する

非電離電磁放射への曝露によるＤＮＡ損傷という問題についての、きわめて重要な一連の研究に、ヘンリー・ライとナレンドラ・シン両博士が１９９４年から１９９８年にかけて実施したものがある。ワシントン大学在籍のライとシンが解こうとしたのは単純な疑問だった。非電離放射線はＤＮＡに損傷を与えるのか？　研究結果が日常生活により則したものになるよう、ライとシンは政府基準で「安全」とされるレベルのEMF放射を使うことにした。

　その結果、ほんの２時間の曝露でも、生きたラットの脳細胞におけるDNA鎖切断の頻度が大きくなることが明らかになった。ライとシンはつづいて、より低い周波数のEMFで同様の実験をおこなった。たとえば、被験者を平均的なデスクランプ程度のEMFに曝露させる、といったものだ。すると今度も鎖切断の発生率が増大した。ライとシンの研究は、強さ0・25ないし0・5ミリテスラ（mT）の非電離EMFへの曝露後にDNA鎖切断が生じることを実証するもので、これはほかの実験室で何度も再現されており、EMFが低レベルの曝露でもDNAに損傷を与えることをはっきり示している。[4]ライとシンがこの損傷の実証で用いている放射のレベルは、携帯電話、Wi-Fiネットワーク、電子レンジといったテクノロジーに対する現在の安全基準で設定された制限値よりはるかに低い。

　さらに気がかりなことに、ライとシンはラットの脳のDNAが曝露終了後数時間にわたって壊れつづけることも発見した。[5]ここから示唆されるのは、曝露が直接の損傷の原因となるだけでなく、曝露後に損傷を生じさせる一連のプロセスをも引き起こすことだ。

　ほかにも数多くの研究で、EMF曝露を原因とする同様の〈遺伝毒性〉効果（DNAにとって有害な作用）が確認されてきた。ジョージ・カーロ博士とマーティン・シュラムが共著『携帯電話

――その電磁波は安全か』で解説するとおり、いくつもの研究が体内の細胞の小核の数が無線周波／マイクロ波放射（携帯電話が放出するものなど）への曝露後に増えることを実証している。小核とは目的が不明なＤＮＡの断片で、細胞分裂中に起きるエラーの副産物だ。小核の存在は、がんとの関連が強い種類のＤＮＡ損傷があることを示すため、医師は小核の有無の検査をがん診断の手段としているほどである。

２００９年、ウィーン医科大学のフーゴ・Ｗ・リュディガー教授が、低周波ＥＭＦのＤＮＡへの影響に関する１０１本の既発表論文の結果を分析した研究を公開した。２００９年8月に論文審査のある学術誌『病態生理学（*Pathophysiology*）』に掲載されたその論評によると、「このうち49件では遺伝毒性効果が報告され、42件では報告されていない。また、８つの研究では、遺伝物質への影響こそ検出されなかったが、ほかの化学・物理的因子の遺伝毒性作用が増すことが明らかになった」。「無線周波ＥＭＦ［低エネルギーの無線周波電磁場］は、曝露した細胞の遺伝物質に変化を生じさせるという十分な証拠がある」とリュディガーは結論づけている。[6]

タンパク質生成への害

もうひとつ、低周波の非電離放射線が害をおよぼすと証明されたＤＮＡの機能に、細胞のタンパク質生成がある。細胞内のタンパク質は、医師からもっと摂取するようにと勧められるあのタンパク質と同じだ。というより、まさに細胞が機能するにはタンパク質が必要だからこそ、適切な種類のタンパク質をたっぷり摂取しなくてはならない。タンパク質は細胞が果たす**すべての機能にとって必要なもの**だ。

タンパク質に関する科学は18世紀にまでさかのぼり、以来、発見・分類されるタンパク質の数はどんどん増えてきている。体内のタンパク質の多くは、いわば生命の基本的な家事を処理する種類のもので、私たちが動けるように筋を発達させたり、食物を消化できるように酵素をつくったりする。もうひとつの種類は抗体だ。これは１８９０年代に初めて確認されたもので、身体が異物（たとえば風邪のウィルス）に攻撃されたときに体内の細胞によってつくられる。そしていちばん新しく発見された種類にストレスタンパク質があり、これは潜在的に有害な環境要因に刺激される。その要因のひとつがＥＭＦだ。[7]

さいわい、人は身体が求めるすべてのタンパク質を摂る必要はない。たとえすべてを摂取したとしても、それは身体が求める形態にはなっていないだろう。というのも、摂取されたタンパク質は、細胞によって身体の機能に必要な種類のタンパク質に変換されるからだ。タンパク質を摂ると、身体はそのタンパク質を構成要素であるアミノ酸に分解する。つづいて細胞がそのアミノ酸から新しいタンパク質を形成するのだ。損傷のあるタンパク質は交換しなければならないし、細胞分裂の際に形成される新しい細胞には新しいタンパク質が欠かせない。大量のタンパク質をつくらなければならないため、体内では始終、タンパク質合成が起きている。

DNAはタンパク質合成で中核的な役割を果たす。人間のDNAには約2万5000種類のタンパク質をつくる能力があり、それによって、身体は正常に機能するために不可欠な推定200万種類のタンパク質をつくることができるのだ。つねに存在するタンパク質もあれば（食物の消化プロセスを補助するものなど）、必要に応じて身体によってつくられるタンパク質もある（ウィルスに対する防御を支援する抗体など）。

〝ストレスタンパク質〟とは　あなたの体内には数百万の機能を果たすさまざまなタンパク質があるが、とくにEMF問題と関連の深い種類がひとつある。環境ストレスによる損傷に細胞が対処することを助けるタンパク質だ。

1960年代、イタリアの科学者フェルッチョ・リトッサはショウジョウバエの染色体に特異なものを発見した。ある実験の最中、ハエがたまたま温度の上昇にさらされた。このとき染色体の特定部分がふくらんだことにリトッサは気づいたのだ。それから15年を経て、ようやくこの発見の重要性が認識される。これは〈熱ショック応答〉と名づけられ、動物と植物の双方――酵母を含む――に起こることが確認された。世界じゅうの実験室で詳細に研究された結果、これは〈熱ショックタンパク質〉と呼ばれる特殊なタンパク質の合成の最初の段階だとわかった。

熱ショックタンパク質はほかのタンパク質を修復する。防御の役割を担い、ほうっておけば致命的になりかねない温度上昇の悪影響から細胞を守るものだ。さらに、細胞を強化して将来の温度上昇に対する反発力を高めもする。きょうウェイトトレーニングするとあしたは身体が強くなるのと同じで、熱ショックタンパク質があると、細胞は温度上昇後のストレスに対処しやすくなる。こうした熱ショックのストレスに対する高い抵抗力を〈熱耐性〉という。

熱ショック応答と熱ショックタンパク質が最初に発見されたのち、細胞は同様のタンパク質を生成して、温度にかぎらず多種多様なストレスに対処することが明らかになってきている。そこで、こうしたタンパク質を総称して〈ストレスタンパク質〉と呼ぶようになった。つまり、〈細胞ストレス応答〉――個々の細胞がストレスに対処するプロセス――にかかわるタンパク質ということだ（こうしたタンパク質は発見の経緯から、現在も熱ショックタンパク質を意味する〝ＨＳＰ〟と分子量に由来する数字の組み合わせで表される）。

細胞にストレスを加えるのは何だろうか？　さまざまな力、というのがその答えだ。重金属の存在、酸性度の変化、アルコール、ウィルス感染、紫外線、低酸素状態――以上はどれも温度の上昇と同じように細胞に損傷を与える。つまり、ストレス応答を導く条件は多様で、温度の上昇あるいは熱ストレスは、数ある環境要因のひとつにすぎない。そして概ね、細胞ストレス応答は、細胞が環境ストレスに対処するうえで大きな効果を発揮してきた。

ＥＭＦの引き起こすストレス応答

ＥＭＦは――たとえ低エネルギーの非電離周波数であっても――人体の細胞ストレス応答を刺激する環境要因のひとつだ。グッドマン博士と私は１９９４年に実施した研究でＥＭＦと細胞ストレス応答の関係を立証した。１９９８年にはＥＭＦによるストレスタンパク質合成の刺激を扱った諸研究の包括的な検証を発表し、２００７年にも〈バイオイニシアティブ・レポート〉に同様のレビューを寄せている。

われわれの初期の研究では、人間の細胞が極低周波数帯域（送電線から放出されるのと同様のＥＬＦ）の放射を浴びると、ストレス応答が引き起こされ、細胞がストレスタンパク質を5分以内につくりはじめることが確認された。神経に信号を伝達する自然の電場が筋肉中のタンパク質生成を導くのと同じように、ＥＭＦはストレスタンパク質生成を刺激するようだ。

のちに、携帯電話が放射する周波数帯域のＥＭＦを使って再度実験をおこなうと、同じ効果が見られた。以後、こうした発見は世界じゅうの研究者による複数の実験で再現されている。[8]

だからわれわれは知っている、ストレスタンパク質の存在は細胞が有害とみなすものと接触した証拠なのだと。そして、ＥＭＦがストレスタンパク質の存在の引き金になるのだと。ＥＭＦが原因で身体がストレス応答タンパク質をつくり出すとしたら、それはそうでもしなければ電磁放射が引き起こしかねないダメージに身体が立ち向かっているということではないだろうか？

答えはイエスでもあり、ノーでもある。

ここまで見てきたように、細胞ストレス応答がきわめて有用となるのは、そのおかげで生物は問題に適応し、克服することができるからだ。ストレスタンパク質に防御上の価値があるのは明白であり、細胞中のストレスタンパク質生成はかならずといっていいほど有益な短期的効果をもたらすと広く認められている。ストレスタンパク質は、温度の上昇や酸素供給の減少など、ほうっておけば命にかかわるかもしれない損傷を与える力に対して、身体の防御を築く。身体がストレスタンパク質をつくり、電磁放射への細胞の抵抗力を強化するのだから、あなたは携帯電話のようなＥＭＦを発生させる機器への限定的な曝露に耐える準備は整っている。ただし、そこには限界がある。

電磁耐性によって鈍化してゆくストレス応答

長期的な影響はまた別の問題だ。科学者たちはすでに、EMFへの曝露（これも短期的にはストレスタンパク質の生成を促進するもの）が長引くと逆効果になることを知っている——EMFへの曝露が長期化すると、細胞のストレスタンパク質生成能力が低下するのだ。1996年、グッドマン博士と私はEMFによる刺激をくりかえすと応答が鈍ることを初めて明らかにした。[9] ストレス応答の鈍化は熱ショックへの長期曝露による熱耐性に似ている。EMFへの長期曝露によってDNAの細胞ストレス応答が減退しはじめることを示す証拠もある。ワイヤレスその他の電子テクノロジーが増えているせいで、ますます多くの人が長期的にEMFに曝露しており、細胞レベルで〈電磁耐性〉を獲得している可能性もある。

ワシントンD.C.にあるアメリカ・カトリック大学の博士たち、A・ディカーロ、J・M・ファレル、T・リトヴィッツが、ニワトリの胚に対しておこなった実験で同様の結果を観察している。[10] それらの卵に8μTのELF放射（送電線が発するものなど）を1回につき30分ないし60分、1日2回、4日間にわたって浴びせると、HSP70（熱ショックタンパク質70。酸素欠乏への応答としてつくられるもの）の生成が減少した。3・5μW／㎠（マイクロワット／平方センチメートル）の無線周波放射（携帯電話が発するものなど）を30分ないし60分、1日1回、4日にわたって浴びせた卵でも、同じ反応が記録された。こうした卵は曝露後にHSP70生成が27％減となり、細胞保護作用（細胞の損傷を回避する能力）も相応に低下していたという。[11] 同様の実験が短い反復型の曝露（継続的な曝露ではなく）についておこなわれてきた。そこでもストレスタンパク質合成のペースは反復のたびに低下している。こうした実験はEMF耐性を明白に実証するものだ。

EMFへの長期にわたる曝露は（継続型であれ、反復型であれ、その両方であれ）、環境中のストレスとなる力への身体の反発力を低下させる。私たち人類は、たえず身体に影響をおよぼすこうした外部の電磁的なすべての力を受けながら進化したのではない。今日、あなたの身体の細胞ストレス応答は思いも寄らないかたちで発動させられている。電磁場に曝露する機会が増えるごとに、あなたの細胞（身体の基礎となる構成要素）は太陽の紫外線など、環境中のほかの有害な力からのダメージを受けやすくなる。EMFは多様な環境被害に応答する細胞の能力を低下させるのだ。

そしてこの影響は生涯にわたる曝露を通じて累積していく。

長期的であれ短期的であれ、電磁放射曝露はときに身体のDNAに損傷を加え、細胞死や細胞変異を招きかねない。こうした影響は電磁スペクトル全体で見られる——紫外線やX線などの電離放射線だけでなく、携帯電話のマイクロ波通信、さらに送電線からの極低周波EMFといった非電離放射線でもだ。

これらは細胞レベルにおけるEMF曝露のきわめて重大な影響の一部だ。EMFを原因とする種類の細胞損傷は、加齢によるものに似ている。残留したエラーと遺伝子変異が蓄積され、機能不全や疾患を招く。環境中のEMF放射は着実に増えてきているし、いまやDNA損傷は従来よりも頻繁に、かつ人生の早い時期に発生している。現代のテクノロジー関連の力がさまざまなかたちで生活に浸透しているためだ。

EMFのリスクという問題について検討する場合、人々が概して関心を抱くのは〈健康への影響〉――つまり、がんやほかの疾患といった結果である。この章で説明したタイプの細胞損傷は、非電離EMF曝露から生じる既知の〈生物学的影響〉のひとつだ。生物学的影響とは健康への影響のメカニズムにして指標であり、これについてはこのあとの章で説明していきたい。ストレス応答を起こす細胞の能力が低下すると、私たちは病気にかかりやすくなる。DNA変異はがん発症のプロセスだと広く信じられており、小核の存在で示されるDNA損傷は、がんのきわめて正確な指標だとみなされている。

EMF曝露による生物学的影響の一端と、その影響が人体における疾患の発症に関連していることはわかった。今度は非電離電磁放射への曝露とがんとのつながりについて、科学が教えてくれることを調べてみよう。

第3章 電磁場とがん

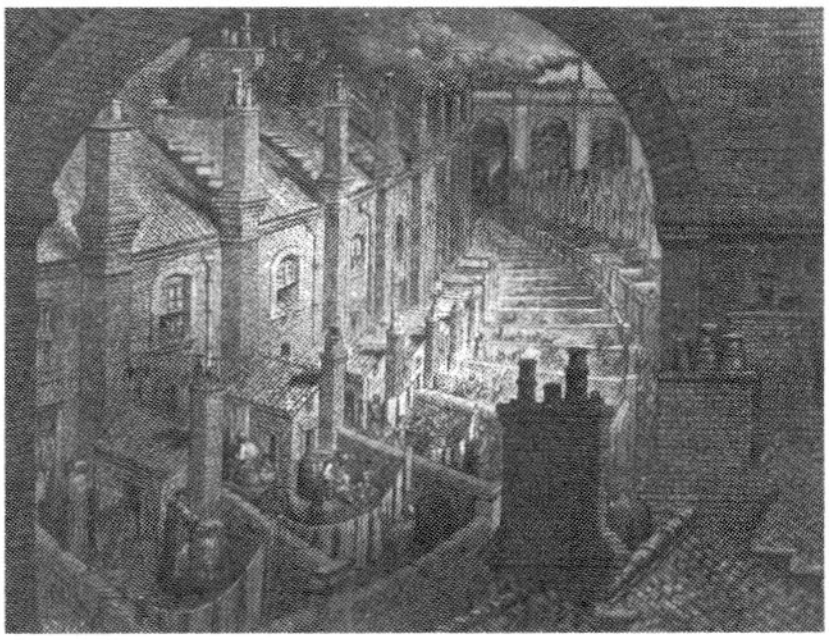

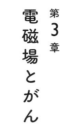

ポール-ギュスターヴ・ドレ
『ロンドンの上を走る鉄道
(*Over London--by Rail*)』1870年ごろ、版画。

殺人バクテリアの温床

19世紀なかば、ロンドンはウェストエンドのソーホー地区は、現在のような流行のファッションやショップ、飲食店でにぎわう地域ではなかった。かつては野原や農場が広がるのどかな土地で、1850年代には「ソーホーは牛小屋や動物の糞、屠畜場、獣脂が煮え立つ小屋、原始的な朽ちかけた下水溝がある不衛生な場所となっていた」[1]。ロンドンの比較的新しい下水道システムはまだこの地区には届かず、大量の汚水が地下室や貯蔵庫にあふれ出ていた。

現在の私たちはこうした状況が細菌や病原菌を繁殖させる

と理解しているが、これは細菌説が広く認知されるまえの時代である。当時、住民は誰ひとり知らなかったが、ソーホーは殺人バクテリアにうってつけの温床だった。

1854年のコレラ大流行

1854年8月31日、ソーホーの住民が死にはじめた。わずか3日後には、127人がすでにコレラの大流行に屈していた。[2] 死者の数は最終的に600人を超えることになる。何が原因だったのか？　なぜ、どういう経緯で住民たちはコレラにかかったのか？

尊敬を集めていた著名な医師、ジョン・スノウはその答えを知りたかった。このころスノウは王立内科医会の会員にして政府顧問であり、数年にわたってコレラを研究していた。スノウは広く受け入れられていた瘴気説、つまり汚染された「悪い」空気への接触を病気の原因とする説に懐疑的だった。むしろ細菌と呼ばれる微生物こそ、コレラなどの病気の原因だと信じるようになっていた。[3]

事前調査をもとに、スノウは水が発端である可能性が高いのではないかと考えた。そこで彼は単純かつ当然の行動に出る——ソーホーへ出かけていき、生存している住民に話しかけ、その地域の生活や普段の水の使い方について質問したのだ。そしてその結果をまとめ、分析した。

住民相手の聞き取り調査から、スノウはコレラ大流行の発生源はこの地区の中央、ブロード・ストリートに位置するポンプ式の井戸だろうと推論した。証拠を携えて町議会に提案した結果、9月8日に井戸は閉鎖され、コレラの流行は終息した。

病気の拡がりを食い止めたスノウは、今回のコレラの各症例がブロード・ストリートの井戸に由来することを確かめたいと考えた。そこで、ソーホーの地図上にコレラで亡くなった人全員のしるしをつけてみた。すると10人を除く犠牲者全員にとって、ブロード・ストリートの井戸は最寄りの水源であり、その10人についても、聞き取り調査からブロード・ストリートの井戸をときおり使っていたことが判明した。スノウの言葉によると、「調査の結果からいえば、上述の井戸ポンプの水を飲む習慣があった人々を除き、ロンドンのこの地域ではこれといってコレラの大発生や流行は起きていない」[4]。

ポンプが取りはずされると、スノウはそれを研究室に持ち帰ってさらに調べてみたが、コレラの化学的あるいは生物学的原因は特定できなかった（結局、原因はブロード・ストリートの井戸のすぐそばにあった汚水溜めの破損だと特定される。その汚水溜めにコレラで死んだ赤ん坊のおむつがはいっていたのだ）。それでも、実験による裏づけはないにもかかわらず――決定的な「証拠」はないにもかかわらず――スノウはソーホーの住民がコレラにかかったのはブロード・ストリートの井戸の水を飲んだからだと判断することができた。大量の正確なデータを収集し、分析し、科学的根拠のある結論を導いただけでそう判断してみせたのだ。

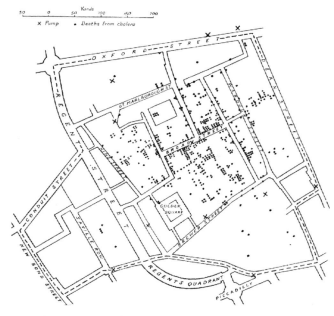

1854年、ロンドンで大流行したコレラによる死者（黒い点）の分布を記したジョン・スノウ医師の地図。ポンプ式井戸（X）の位置が示されており、ブロード・ストリートの井戸が中央にある。

“疫学”という新しい科学

医師としての生涯を通じて、コレラの発生源の特定や人間にとってより健全な環境の整備に努めるうちに、スノウは数々の科学的研究や分析技術の先駆者となり、実験室では答えの見つからないいくつもの問題を解決している。そうすることで、スノウは科学のまったく新しい部門を発展させた——疫学である。

疫学とは、特定の集団における健康と疾病のパターン、原因、結果を研究する科学だ。これによって私たちは、実験室で調べることが不道徳だったり不可能だったりする問題を調べ、答えを出すことができる。今日、疫学は現代科学と公衆衛生のどちらにも不可欠な要素であり、数多くの重要な問題について鍵となる見識を提供するものだ。

実験室研究（あるいは実験科学）では、変数を分離することが可能であり、場合によっては因果性——一方がもう一方の原因になること——を証明することができる。たとえば、ＤＮＡをＥＭＦに曝露させると、鎖切断の増加が見られる。これはＥＭＦがＤＮＡ鎖切断の原因となることを示すものだ。ほかの人がこの実験を再現して同じ結果が得られたら、ＥＭＦがＤＮＡの鎖切断という損傷の原因であると示す再現可能な科学的証拠があることになる。これがいわゆる科学的証明である。

伝統的な実験科学とは機能が異なるため、疫学は因果関係を証明できない。その代わり、統計データの分析を頼りに相関関係、つまり２つ以上のデータの集合間の関係を立証する。たとえば、スノウは１８５４年のコレラの流行中に感染した人々の飲水習慣を調べ、ブロード・ストリートの井戸水を飲むこととコレラ罹患とのあいだに強い相関関係があると実証した。その水を飲んだことがコレラの原因であると証明したわけではない。その行為と事象が相互に関連していることを実証したのだ。

この種類の研究は因果性の証明こそしないが、データを分析して周囲の世界に関する理解を深めるには、強力かつ、科学的に妥当なツールだ。科学者、医師、公衆衛生の専門家、そして一般の人たちも概して、疫学研究を公衆衛生問題の手引きとして大いに頼りにする。がんは、アルツハイマー病などの疾患と同じく、発症するまで時間がかかる——ひどく時間がかかるため、室内で実験することはできない。そこで科学者たちは疫学のツールを用い、たとえば喫煙と肺がんの発病率との高い相関関係を実証してきた。喫煙に対する政府の警告が最初に発せられたのも、疫学上の証拠によるところが大きく、喫煙と肺がんの因果関係が立証される数十年前のことだった。

人間の健康へのＥＭＦの影響という問題に取り組むときも、同じように疫学のツールとより大規模な個体集団の調査に大いに頼らざるをえない。

携帯電話とがんには相関関係がある

疫学的研究によって、低周波の非電離電磁放射はがんと相関関係があることが明らかになりはじめている。低周波の非電離ＥＭＦ（携帯電話やＷｉ－Ｆｉ機器からの放射など）も、極低周波の非電離電磁放射（送電線由来のものなど）と同様に、曝露すればがん発生につながりかねない。これは、大規模な集団における特定のタイプの電磁放射曝露と特定のタイプのがんの発生に相関関係があることを示す数多くの疫学的研究に見られるものだ。

近年、ＥＭＦとがんに関する研究のかなりの部分を携帯電話による放射の影響調査が占めるようになった。２００９年、『臨床腫瘍学ジャーナル（*Journal of Clinical Oncology*）』誌に7人の科学者からなるチームの発見が発表された。携帯電話使用とがんとのつながりに関する23件の疫学研究を検証したものだ。そのチームの結論では、

> 全体としてデータのばらつきはあったが、質の高い10件の研究では、電話の使用と腫瘍のリスクのあいだに有害な関連性が確認された。質の低い研究は、科学的な最良の手法《ベストプラクティス》を実践できておらず、主に業界の資金提供を受けていた。
>
> 10年以上の携帯電話使用を調査した13件の研究で、腫瘍、とりわけ脳腫瘍のリスクとの有害な関連性が有意に見られた。これは長期的な使用を懸念する十分な理由となる。[5]

質の高い研究では携帯電話使用とがんとの正の相関関係が示され、長期的な研究ではさらに強いつながりが立証された。曝露の長さという着眼点はきわめて重要だ。がんは一夜にして発生するものではない。がん性腫瘍はほとんどの場合、数年あるいは数十年をかけて発生、転移し、多くの場合、発がん性因子への継続的な曝露が原因となる。こうした研究結果から示唆さ

れるのは、タバコの煙のように、がんは電磁放射発生源への反復的もしくは継続的な曝露の長期的な結果かもしれないということだ。この理由で、短期的な曝露と評価をもとに、携帯電話その他のＥＭＦ発生源とがん発症率には何のつながりもないと結論づける研究は、非常に疑わしい。

それどころか、ＥＭＦ曝露とがん発症との関係を示す強力な証拠は増えてきている。このテーマの研究16件に関する２００７年の検証によると、どの研究でも携帯電話ユーザーは神経膠腫（グリオーマ）や聴神経鞘腫（顔の側面を走る聴覚と平衡感覚に関連した神経の腫瘍）といった脳腫瘍のリスクが高まることが示されていた。[6] 10年以上にわたる各研究のデータをまとめると、同側の神経膠腫（携帯電話を使用する側の頭部の腫瘍）の発症リスクは２４０％高くなっていたのだ。同側腫瘍の高い発生率によって、放射とがんのつながりはさらに裏づけられる。こうした腫瘍が発生するのは、まさに携帯電話の放射への曝露がもっとも激しい部分だからだ。

２４０％増大したリスクが各研究の平均であり、一部の研究はもっと高いリスクを示していたことに注意しておきたい。引用されている研究のひとつで、研究者たちは「10年以上の携帯電話使用と結びつくと、聴神経鞘腫のリスクは高まり」、聴神経のがんのリスクは90％増、同側での使用にかぎれば、なんと３９０％もリスクが大きくなると結論づけている。[7]

この研究では、携帯電話使用が10年未満の人はリスクが高くなっていないことも明らかになった。ただし、成人についてはそのとおりだとしても、ほかの研究によれば、子供は短い曝露にもずっと影響を受けやすい。２００９年、レナート・ハルデル博士は、20歳未満から携帯電話を使いはじめる子供は――たった１年使用しただけでも――神経膠腫の発症リスクが５２０％高まると報告した（対して全年齢でのリスク増は１４０％である）[8]。

イスラエル発の最近の研究によって、この結果は裏づけられる。イスラエル人は携帯電話のヘビーユーザーで、平均すると携帯電話の使用は１９９７年から２００６年にかけて６倍にふくれあがった[9]。テルアヴィヴ大学のシーガル・サデツキ博士によれば、これは人間の各集団においての低周波のＥＭＦががんの原因となる可能性を調べるのにうってつけの状況だという[10]。２００８年、サデツキと共同研究者たちは『米国疫学ジャーナル（*American Journal of Epidemiology*）』誌に発表した研究で、携帯電話のヘビーユーザー（携帯電話を月に22時間以上使う人）は、携帯電話をまったく、あるいはめったに使わない人に比べ、耳下腺（唾液腺のひとつ）のがんを発症する可能性が50％以上高いと結論づけた。サデツキの調査結果は、ハルデルの発見と一致するもので、同側で使用する人々は発生率が高いことを示し、携帯電話の使用とがんの発生とのつながりを裏づけている[11]。サデツキの結論では、「この特定集団は携帯電話使用とがんとの関連を示唆している[12]」。

携帯電話の放射と耳下腺がんのつながりに関するサデツキの発見、そしてイスラエルでの携

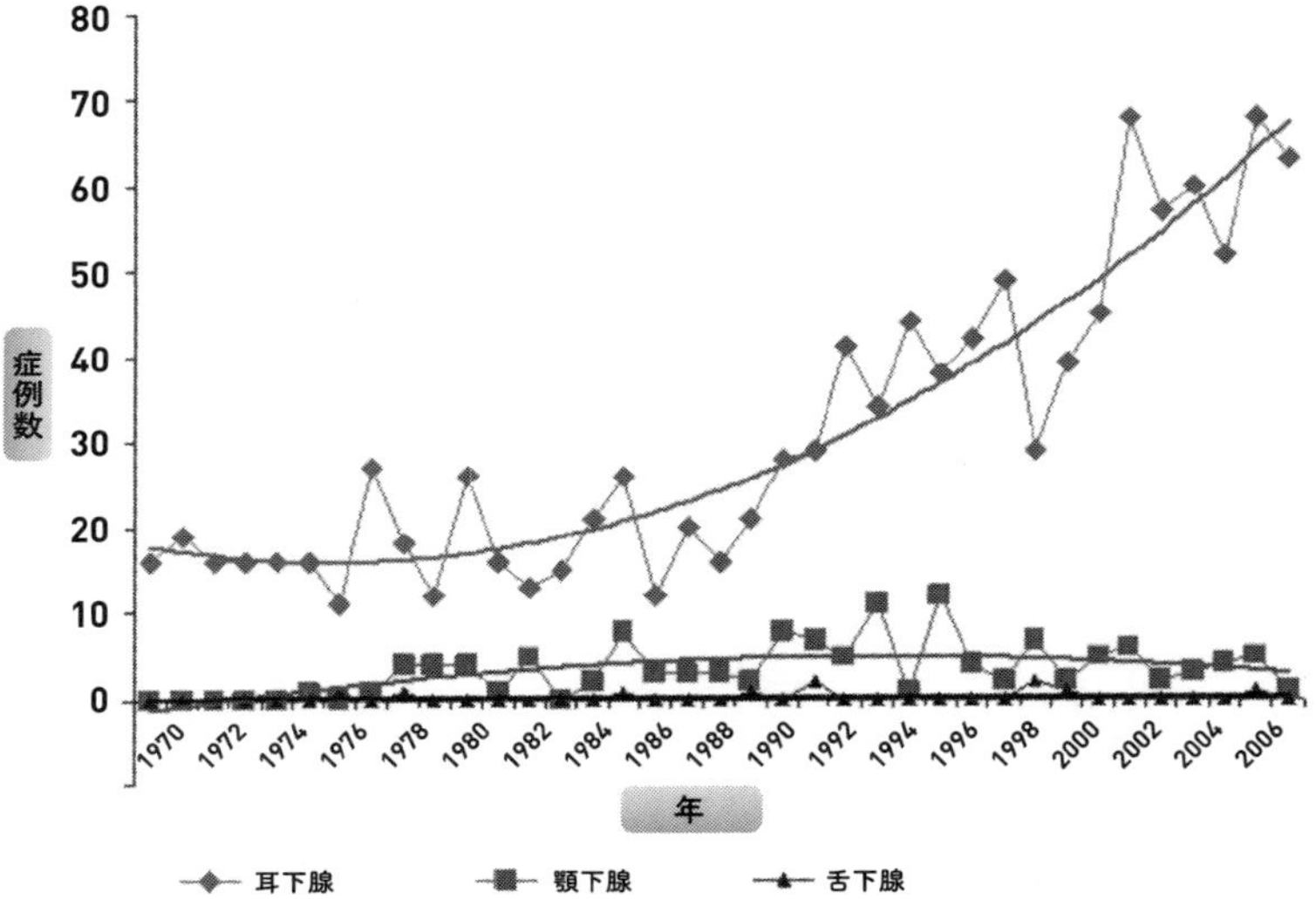

帯電話人気を考えると、その種類のがんの著しい増加は、携帯電話というテクノロジーの登場に対応しているのだと予想される。すると案の定、データの検証からはまさにそのことが示されるのだ。イスラエルの全国がん登録における１９７０年から２００６年までの死亡例の検証によると、「イスラエルにおける耳下腺がんの総数は１９７０年から２００６年にかけて（年間16例から64例へと）４倍に増えたが、ほかの主な唾液腺がんは一定である」[13]。

　これは対照実験の結果として考えることができる。この時期、イスラエルでは携帯電話使用とともに耳下腺がんが増加したが、顎下腺（顎の骨によって携帯電話の放射から守られている）のがんは横ばいだった。これを示したのが、1970年から2006年までの耳下腺がん（◆）と顎下腺がん（■）、舌下腺がん（▲）の発生数を記した前ページの図である。

基地局アンテナからの公衆被曝

がんと携帯電話による健康リスクの研究にあたっては、信号の伝送に必要な基地局鉄塔やアンテナからも放射があることを忘れてはならない。携帯電話の使用は任意であり、個人の選択でモバイル機器からの放射への曝露を最小限にしたり一切なくしたりできるが、基地局は常時稼働中で、無線周波とマイクロ波を周囲に発し、到達エリア内のすべての人に放射している――携帯電話を使用するか否かは関係ない。ここには当然、携帯電話ユーザーではない大勢の赤ん坊や幼い子供も含まれる。この放射に曝露するかどうかについては選択肢がない。ある意味で、基地局からの放射は携帯電話版の副流煙とみなすこともできる。

業界と関連団体もこうした基地局から発せられる無線周波（RF）の存在を認識しているが、基地局アンテナからの電波による公衆被曝はわずかだと主張している。[14] たとえば、彼らはアンテナが高所に設置されているため、無線周波は人々に届くまでに相当弱くなっていると指摘する。だが、近年の複数の研究によれば、基地局鉄塔との近さに関連したがんが増えている。それも基地局に近ければ近いほど、がん発症のリスクは大きい。実際、こうした通信塔が屋上にある集合住宅に住む人もいるわけで、英国の「破滅の塔《タワー・オブ・ドゥーム》」の例からわかるように、その結果が悲劇となることもある。

「タワー・オブ・ドゥーム」とは、携帯電話事業者のボーダフォンとオレンジが所有する2本の支柱《マスト》あるいは塔で、1994年にある集合住宅の屋上に建てられた。それから数年のうちに、地元住民、とりわけ支柱の真下で暮らす居住者たちが、がんなどの健康への悪影響が増えたことに気づきはじめ、塔に原因があると考えるようになる。被害を受けた住人のうち、ジョン・ルウェリンは大腸がんで亡くなった。バーバラ・ウッド、ジョイス・デイヴィーズ、ヘイゼル・フレイプはいずれも乳がんで死去、バーバラ・ワッツとフィリス・スミスはともに乳がんを、バーニス・ミッチェルは子宮がんを発症した。この集合住宅の最上階のがん発症率は全英平均の10倍も高く、8戸のうち5戸の住人が発病した。これはまさに〈集団発生〉（同じ場所にがんの症例が複数見られること）で、110人からなる居住者グループに7つのがんの症例が確認されている。結局、数年にわたる市民の圧力や運動のすえに、オレンジは塔の撤去を承諾した。一方、ボーダフォンは同意せず、サウスグロスターシャー議会はいまなお撤去を強制できずにいる。現行の安全基準ではその塔の放射は危険とみなされないためだ。[15]

弱いマイクロ波放射（付近の基地局によって曝露するものなど）への長期的曝露に関する既発表の研究を検証した2011年の論文によれば、明白な発がん効果が、通常10年以上の継続的曝露ののちに発現したという。不幸なことに、そうした低レベルのマイクロ波放射はICNIRP（世界保健機関の国際非電離放射線防護委員会）の安全基準内だ[16]（8章で後述）。だが携帯電話基地局からの放射という具体的な問題について、この検証は1年間の曝露でも付近住民におけるがんの「劇的な」増加につながると記していた。また、基地局から400メートル以内の住民と、以遠の住民のがんの症例を比較した研究もある。10年後、基地局に近いグループは遠方の住民に比して、がんの発生数が3倍を超えていた。[17]

ブラジルでの研究でも同様の結果が報告されている。そこでがんの累積症例数がもっとも多かったのは、40・78μW／㎠という高い電力密度の放射に曝露した人々だった。その発がん率は1000人当たり5・83件。より遠方に暮らし、曝露の電力密度が0・04μW／㎠（曝露が最大のグループの1000分の1のレベル）の人々は、がん発生率がもっと低く、1000人当たり2・05人だった。[18] こうした研究は、基地局が携帯電話に関連したリスクの大きな要素であることを示している。

健康リスクをはらんでいるのは携帯電話だけではない

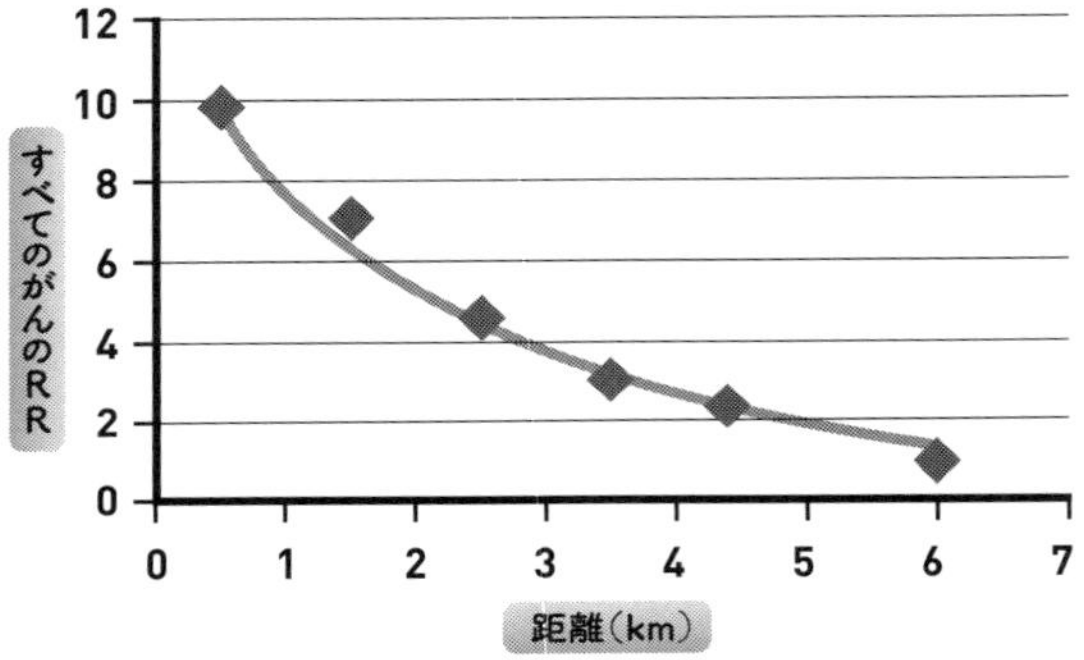

スートロタワーのデータ、1937年－88年。
がんの相対リスク（RR）とアンテナからの距離（キロメートル）。
出典：ニール・チェリー博士（Neil Cherry PhD）
「サンフランシスコのスートロタワー近辺における小児がん
（Childhood Cancer in the Vicinity of the Sutro Tower, San Francisco）」
リンカン大学人間科学科、2002年9月19日

ここまで携帯電話とその関連テクノロジーの健康リスクと考えられるものについて述べてきた。だが携帯電話は無線周波EMFを発信する多くの装置のひとつにすぎない。現代の社会は「EMF製造器」が幅をきかせている——電子レンジ、コンピュータ、ラジオおよびテレビ放送はそのほんの一部だ。しかもその特性は多岐にわたる。

ニール・チェリー博士は、電磁放射の健康への影響にまつわる問題の研究に多くの時間を費やしたニュージーランド出身の環境科学者だった。ある研究でチェリー博士は、テレビやFMラジオの放送アンテナに

関連した健康リスクを調査した――こうしたアンテナが発するＥＭＦの周波数は携帯電話や携帯電話基地局よりも低い。研究の一環として、チェリーはサンフランシスコの放送アンテナ塔、スートロタワーの付近に暮らす人々の、１９３７年から１９８８年まで半世紀にわたる小児がんの発生率を調べた。そして５万６８６人の子供のうち、がん患者１２３人の分布図をつくり、塔の近くに住んでいるほど小児がんの発生率が高く、アンテナから離れるとそのリスクは大幅に低下することを立証したのだ。全体的に小児がんの発生率はかなり高かった――しかも３キロメートル離れた地点（相対リスクは約6だった）のＥＭＦは、現行の安全レベルのおおよそ１００分の１の低さだった。[19]そう、読んだとおりだ！　現在認められている安全レベルのおおよそ１０００分の１の低さの電力密度でも、相対リスクは高い（ほぼ6に等しい）。

スウェーデンにあるカロリンスカ研究所のオルヤン・ハルベリ博士が、２００２年から２００８年にかけて発表した一連の研究でＦＭ送信機の発がん性を調べている。ハルベリが注目したのは、スウェーデンなど北欧諸国の黒色腫の発症率が１９６０年以降上昇していることだった――それ以前の50年間、黒色腫の発症率が一定だったのとは対照的だ。ＦＭ送信機（１９５０年代に北欧諸国で導入された）が関与しているのではないかとハルベリは仮説を立てた。一連の研究でまず、ＦＭ周波数帯のＥＭＦ放射への曝露が長くなると黒色腫の件数が増えることを示し、「黒色腫はＦＭ放送への曝露に関連がある」と結論づけた。[20]ハルベリは１９５５年をこうしたストレスが環境にもたらされた年として特定し、[21] 発生率の増加を説明するモデルを開発した。[22] その後、「細胞修復機構〔前章で述べたものなど〕の効率低下によって、20世紀なかば以降認識されていた黒色腫発症の増加傾向を説明できる」ことを示すモデルを発表している。[23]

結論の裏づけとなる証拠を集め、ハルベリはこう述べた。過去の世代の黒色腫が日光にさらされた部位にほぼ限定されていたのに対し、その後は身体じゅうに見つかるようになっている[24]（こうしたがんの原因が太陽放射ではなくEMRだとすれば、予想される事態だ）。

これまで見てきたほかの研究と同じく、ハルベリはEMF曝露の程度とがん発生率とのつながりを示し、「居住地域にFMラジオやテレビの中継塔が4基ある人は〔黒色腫発症の〕可能性が1基の人の2倍である」ことを発見した。これは〈用量反応〉関係と呼ばれるもので、用量が増えると反応も増えるということだ。この用量反応関係を示すデータは概して信頼性が高いとみなされる。曝露が強くなると影響も強くなり、データが示す曝露と影響の相関関係が高まるからだ。

電化と小児白血病との相関関係

テレビ、FMラジオ、携帯電話が頼りにする技術インフラは通信塔だけではない。こうした電子機器は電力の入手経路にも同じように依存していて、その経路を提供するのが送電線だ。送電線は主要発電所でつくられた電気を運び、変電所経由で各地域に分配させる。

一部の地域では、こうした送電線が地下にあり、地上レベルの曝露は抑えられている。送電線の地下敷設は費用がかさむため、ニューヨーク市やサンディエゴなど少数の都心部でしか採用されていない。たとえば、2005年のある研究の結論によると、ヴァージニア州で地上の送電線を地下に切り替えるコストは1マイル〔1・6キロメートル〕につき80万ドルで、総額は833億ドルになるという。[25] 一般的には送電線は地上に張られており、影響がおよぶ範囲ははるかに広い。

電圧（電流を推進する力）が非常に強いせいで、大きな円筒形の変圧器からはじけるような音が聞こえることも多い。電力伝送が高電圧でおこなわれると、それに伴って強い電磁場が生じる。ここでもやはり、疫学的証拠からいえるのは、低周波および極低周波の非電離EMFの発生源への曝露と、がん罹患率の上昇に関係があることだ。

こうした電力はすべて送電網から提供される。現在、この送電網は全米を網羅しているが、地域によって導入の時期はまちまちだった——概して都市部が農村部に先行し、北部が南部より早い。サム・ミルハム博士は各地域の時代別の公式文書と死亡記録を調べ、地域を問わず、電化の開始が死亡率の上昇に関係していることを示してみせた。ある事例では、一般に認められた先行研究で小児白血病の罹患率のピークが3歳から4歳とされていること[26]を踏まえ、共同研究者のエリック・オシアンダーとともに、この特徴的なピークと電化の導入に相関関係があることを明らかにしている。つまり、小児白血病を特定の年齢で発症する傾向は現代的なもので、送電網の導入以降に生じたのであり、このピークはサハラ砂漠以南のアフリカのような非電化地域には存在しない。

送電網の全体がELF放射を発生させるが、高圧送電線が発生させるELF電磁場は、各家庭まで延びる配電線に比べてはるかに強い。こうした高圧線が放射するEMFのレベルはきわめて危険である。送電線からのEMF放射と小児白血病とのつながりは、1979年、ナンシー・ワートハイマー博士とエド・リーパーによって指摘された。コロラド州の一部の世帯を対象に、送電線のEMFへの曝露によると思われる発がん効果を調べたふたりは、高圧電気ケーブルに囲まれた家で成長することが、小児白血病発症率の上昇と実際に関連していると結論づけた。「この結果がもっとも強く見られたのは同じ住所で生涯を過ごした子供であり、これには用量が関係していると思われた」。この相関関係が存在する原因について、ふたりは結論に達していないが、ひとつの有力な要因として「交流磁場」に言及している。[27]

このような数多くの研究の結果を受け、世界保健機関（WHO）は2002年にELF（電源周波数のEMF）を小児白血病の考えられる原因に加えた[28]（WHOは無線周波数のEMFとがんについても同様の評価を2011年に下している。[29] 今度も大きな根拠とされたのは疫学研究からの情報だった。このふたつの判断は、EMFが原因と考えられる健康への影響を警告するもので、これによって非電離の周波数帯の電磁放射はほぼ網羅されている)。

かつて一部の科学者は、電磁放射が人間に損傷を与えるのは放射が組織の加熱を起こさせるほど強い場合にかぎられると信じていた。〈加熱基準〉と呼ばれるこの説は、いまや完全に信憑性がないとされている。多くの研究によって、測定可能な熱作用を生じない低強度の放射でも生物学的影響は観察されてきたからだ。

がんは深刻な病だが、多くの場合、環境ストレスが原因となる一群のヒト疾患のひとつにすぎない。環境中のある要因ががんを引き起こせるほど強い場合、その要因はほかの種類の損傷を引き起こすほど強力でもある。つぎの章では、これまでに知られている、電磁放射によるほかの健康への影響を見てみよう。

第4章 電磁場によるほかの健康への影響

文明の利器を遠ざけるとがん発症率も下がる？

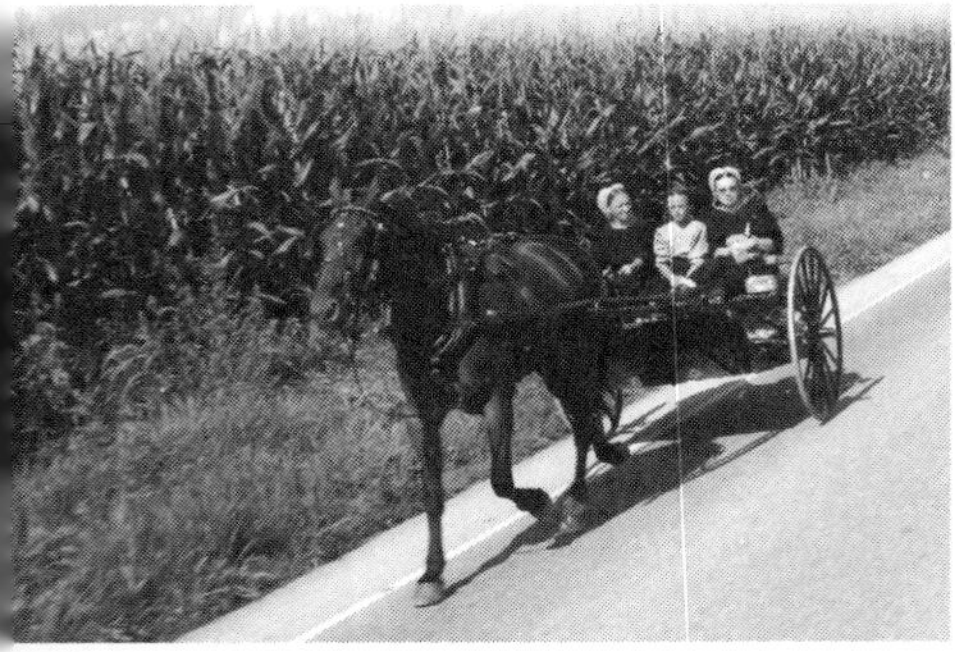

馬車に乗った典型的な装いのアーミッシュ

伝統的なキリスト教メノー派の一分派、アーミッシュの人々は、私たちの多くが質素と考えるような暮らしをし、厳格な規則で移動手段から服装にいたるすべてを律している。アーミッシュはまず18世紀前半にドイツ周辺から米国に移民し、ペンシルヴェニア州に入植した（ただし、現在はオハイオ州やインディアナ州など、米国各地に住んでいる）。そして当時の生活様式を300年にわたって守ってきた。アーミッシュは家族や友人づきあいを重んじ、電話や車といった多くの文明の利器を遠ざける。

それどころか、とくに保守的なオールド・オーダー・アーミッシュに属する人々は、電気の使用も一切禁じられている。私たちのほとんどにとって、増えていく日常的なＥＭＦ曝露の公衆衛生への影響を調べる際に、比較の対象となるこうしたグループがあるのは有益なことだ。もちろん、彼らは対照群《コントロール・グループ》ではない。だが、その暮らしぶりは一般の人々とは異なる点が多く、そこから興味深い発見がもたらされる。

たとえば、がん罹患率を見ると、アーミッシュはほかのアメリカ国民に比べて著しく低い。オハイオ州のアーミッシュのがんによる死亡率を調べたジュディス・ウェストマン博士は、近親婚などの社会的要因ゆえに高いがん発症率が見つかるだろうと予想していた。ところが、オハイオ州のがん登録の記録と世帯別の面談を細かく検証した結果、ウェストマンはオハイオ州のアーミッシュは平均的なオハイオ州民に比べ、がん発症率が40％も低いと推定する。彼女は2009年に調査報告を発表し、アーミッシュの生活様式として知られるほかの要素（タバコの禁止など）からは、この結果は説明できないと述べている。[1]

注目すべき健康上の違いはほかにもある。サム・ミルハム博士（電化の影響に関する研究について前章で参照した）によれば、オールド・オーダー・アーミッシュは心臓疾患、糖尿病、自殺の発生率が全国民よりも低い。神経変性疾患の発生率も非常に低く、オールド・オーダー・アーミッシュのＡＤＨＤ（注意欠陥・多動性障害）の症例はひとつも確認されていない！[2]

〝文明病〟とEMF汚染

大まかにいえば、オールド・オーダー・アーミッシュ――一般と同じ種類とレベルの人為的なEMF汚染にさらされない人々――は、ミルハムのいう「文明病」、つまりアルツハイマー病、不妊症、うつ病、心臓疾患などにかかることはない。がんは危険な病で、目下の公衆衛生上の問題であるのはたしかだし、当然、多くの注目を集める。だが、環境におけるEMF発生源の増加とともに発現したり著しく増えたりしている唯一の疾患ではない。

また、こうした比較の対象にできるグループは何もアーミッシュだけではない。前章で述べたように、米国の電化のプロセスは地域によって実施のペースがちがっていたため、ミルハム博士は各地域の過去の死亡記録を検証するうち、がん、心血管疾患、糖尿病、そして自殺といった複数の文明病の発生率の差に気づくことができた――いずれも電化の導入とともに増加する傾向があったのだ。そして、このミルハムの結論を補強する証拠が増えてきている。

極低周波EMFとアルツハイマー病

アルツハイマー病は脳の神経細胞《ニューロン》が破壊される神経変性疾患である――いまのところ治療法は見つかっていない。数十年にわたって研究されてきたにもかかわらず、この衰弱性の疾患に関する理解は乏しいままだ。だが、低周波ＥＭＦ（送電線が発するものなど）への曝露がアルツハイマー病の発症リスクを著しく増大させることを示す科学的証拠が集まりつつある。

２０００年から２００５年までの死亡率と国勢調査のデータを用い、スイスの研究者グループが２２０から３８０ｋＶの高圧電線（住居の近くを走り、極低周波ＥＭＦを発するもの）への曝露とアルツハイマー病など神経変性疾患との関係を調べた。その結論によると、そうした電線から50メートル以内に住んでいる人はアルツハイマー病の発症リスクが６００メートル以上遠方に住んでいる人より24％高い。[3] 用量反応関係も認められ、曝露が１年長くなるごとにアルツハイマー病のリスクは確実に高まっていた。高圧電線の近くに5年以上住んだ人は平均に比べて50％以上アルツハイマー病を発症しやすく、10年の人は通常のリスクの2倍だった。

高圧電線は高出力ＥＬＦの発生源のひとつとして知られている。さまざまな職種でよく使われる工業用機械もその発生源のひとつだ。南カリフォルニア大学医学部のユージーン・ソーベル博士主導の１９９５年の研究により、日常的に大量の極低周波ＥＭＦにさらされる職種の人はアルツハイマー病の発症リスクが著しく高いことが明らかになっている。特定の職業（主に裁縫師、婦人服や紳士服の仕立屋）に就いている人は、ミシンからの50ｍＧを超えるＥＭＦに曝露することが多く、アルツハイマー病の発症リスクが3倍（女性の場合は3・8倍）だった。[4]

そのほかの神経変性疾患とEMF曝露

ミルハムが注目した神経変性疾患はアルツハイマー病だけではない。筋萎縮性側索硬化症（ALS）、通称ルー・ゲーリック病もそのひとつだ。ALSは全米の患者数が540万人と推定されるアルツハイマー病ほど一般的ではないが、[5]脳と脊髄の神経細胞が退化するため、患者はしだいに身体の随意筋の動きを制御できなくなる。

ノースカロライナ大学のデイヴィッド・サヴィッツ博士が指揮した1998年のふたつの研究で、EMF曝露の増大を原因とする神経変性疾患の職業別リスクが示されている。一方の研究でサヴィッツは、電気関連の職業に従事する人は（職種によっては）筋萎縮性側索硬化症（ALS）を2倍から5倍発症しやすいと算出し、とくに発電所作業員はALSの発症リスクがアルツハイマー病とパーキンソン病（これも神経変性疾患のひとつ）と同じく、有意に高い（最大で通常の5倍）と述べた。[6]ふたつめの研究では、電力会社作業員はALS発症リスクが一般の2倍であることが確認されている。[7]

同様の結論に達した研究はほかにもある。デンマークの電気工事士はALS発症リスクが2

倍であることが判明した。[8] 71万８２２１人の健康記録を検証した研究者たちの結論によれば、スウェーデンの溶接工（溶接装置によるきわめて高レベルのＥＬＦに曝露する）は全国平均に比べてアルツハイマー病の発症リスクが４倍で、ＡＬＳは２倍を上まわる。[9] スウェーデンの高齢者９３１人の認知症に関する別の研究でも、ＥＭＦ曝露が高レベルの職業の男性は、アルツハイマー病と認知症の発症リスクが２倍を超えることが示された。[10]

特定の仕事には明らかなリスクがあるが、なかには高レベルのＥＭＦ曝露があると知って驚くような職業もある。そのひとつは鉄道業だ。１９７２年から２００２年までのスイスの鉄道の職員２万１４１人を対象としたスイスの研究では、列車の運転士（ＥＬＦ曝露がもっとも高レベルの職員）はアルツハイマー病の発症リスクが通常の３倍以上だと結論づけられた。レースリを筆頭とする研究者たちはさらに、曝露期間が１年増すごとにアルツハイマー病やＡＬＳの発症リスクが明らかに高まることを実証している（用量反応関係があることが示唆される）。[11]

このような職場でのＥＭＦ曝露の職業別リスクに着目した研究結果は、米国でも報告されてきた。１９９２年から１９９８年までの22州における死亡証明書データを使い、オハイオ州にある国立労働安全衛生研究所のチームが、職業によってアルツハイマー病のリスクが増大することを示している。[12] その研究チームによれば、銀行の窓口係、聖職者、航空整備士、美容師はアルツハイマー病のリスクがもっとも大きい。とくに、長時間にわたり60HzのＥＭＦ（米国はじめ世界の大半で送電線から放出されるＥＭＦ周波数）に曝露する人は、アルツハイマー病やパーキンソン病の発症率が87％も高いという。

ＥＬＦ曝露とアルツハイマー病とのつながりを示す研究の増加を踏まえ、２００7年、スペインのバレンシア大学のアナ・ガルシア博士が同地域における14件の研究の評価を発表した。ガルシアは研究間のばらつきを認めつつ、こう結論づけている。「入手可能な疫学的証拠は、職業上の極低周波ＥＭＦ曝露とＡＤ［アルツハイマー病］に関連があることを示唆している」[13]。

電力線、電気設備、その他の機器からの――職場と家庭における――極低周波ＥＭＦ放射への曝露は、アルツハイマー病など神経変性疾患の発症リスクを高める。その証拠は明白であり、証拠は増える一方だ。こうした疾患は身体の衰弱を招くことが多いため、医療従事者および世間一般の関心は高い。そしてＥＭＦ曝露による神経変性疾患のリスクの高まりは、ＥＭＦがもたらす、がん以外の影響のなかでもとくに警戒すべき部類に属する。しかし、これは疫学的研究によってＥＭＦ曝露と関連づけられてきた多くの病気のひとつにすぎない。

男性不妊症との相関関係

もうひとつの重大な健康問題で、さらに多くの人に影響をおよぼすのが男性不妊症だ。これが急激に増えつつある。データによれば、過去50年で精子数は半分に減り、いまも低下の一途をたどっている。[14] 現在、世界の男性の７％が不妊症で、45％は受精能力が低い。[15] アルツハイマー病のリスクを高める最大のＥＭＦ発生源が送電線関連のＥＬＦと思われるのに対し、男性不妊の増加に関連のある重要なＥＭＦ発生源はどうやら携帯電話らしい。

ＥＭＦと男性不妊症に関する、さまざまな科学的研究を扱った２０１１年の検証では、こう結論づけられている。携帯電話を使用する男性は「精子の濃度、運動率、正常形態、生存率の低下」が見られ、実験室で無線周波放射に曝露した精子は「運動率が低下し、形態異常が生じ、酸化ストレスが増加」した。[16] 運動率の低下は精子が卵子のほうに移動する能力の低下を表し、精子の質の指標とみなされている。形態異常は精子の形状が正常ではないということだ。そして酸化ストレスの増加は細胞の損傷修復能力の低下を表し、がんをはじめとする多くの疾患に結びつく。つまり、無線周波放射は精子に重大な損傷を与えるのである。この検証では、携帯電話を長く使用した人ほど、こうした異常のリスクが高いことも確認された。

この２０１１年の検証で扱われたなかに、クリーヴランド・クリニックのアショーク・アガルワール博士のチームが実施した驚くべき研究があった。この科学者たちが取り組んでいるのは不妊症の問題で、そのひとつが携帯電話使用による男性の精子と精液の質への影響である。彼らは３００人を超える不妊症の男性を４つのグループに分けた。ひとつは携帯電話を使用しなかったグループ、ふたつめは1日の使用が2時間以下、3つめは1日2時間から4時間まで、そして4つめのグループは1日4時間を超える人々である。すると、使用時間が最長のグループは、研究の期間に携帯電話を使用しなかったグループに比べ、精子の数が40%少なかった。研究者たちはさらに、携帯電話による放射への曝露と精子の数、運動率、生存率、形態との用量反応関係も確認している。[17]

アガルワールのEMFと不妊に関する研究は疫学に限定されるものではない——彼はこのテーマに実験室環境でも取り組むことができているのだ。ある研究で彼のチームは精液サンプルをふたつのグループに分けた。携帯電話での1時間の通話に相当する放射を浴びせたものと、浴びせなかったものである。放射を浴びた精液は「精子の運動率と生存率に有意な低下」が見られた。[18]

こうした発見はほかの研究者の研究によって支持されている。あるオーストラリアの科学者グループは、携帯電話からの放射が「これらの生殖細胞の運動率と生存率」を低下させるとし、携帯電話による放射への曝露（附録2章と6章で詳述するSAR、すなわち比吸収率で測定される）と精子の健康の関係を効果的に裏づけた。発表されたデータは、比吸収率と精子の生存率のあいだの強い逆相関関係を明らかにし、用量反応関係を明示している。[19]

血液脳関門への影響

ここで挙げている研究の多くは過去20年間のものだが、無線周波とマイクロ波の放射による健康への影響は数十年にわたって調査されてきた。１９７５年に発表された初期の研究のひとつで、ゼネラル・エレクトリック（ＧＥ）の神経科学者、アラン・フレイ博士がマイクロ波への曝露で生じる変化を調べている。そこで焦点が当てられたのは、脳を包んで保護する液体の組成を制御する機構、つまり〈血液脳関門（ＢＢＢ）〉だった。[20]

脳は頭蓋と呼ばれる骨に包まれている。骨と脳のあいだには、衝撃を和らげ、脳を保護する液体――脳脊髄液（ＣＳＦ）――がある。脳脊髄液がなければ、頭部への打撃は骨を通じて直接脳に伝わるだろう。この液は衝撃を弱める役目を果たすことで、脳を物理的損傷から守るわけだ。〈内皮細胞〉という細胞が脳の血管（毛細管）の内部を覆い、特定の物質が血液から脳脊髄液に移れるようにしている。この細胞は、脳脊髄液から脳内を循環する血液を分離することで血液脳関門（ＢＢＢ）を構成する。血液脳関門は血流中の多くの有害物質（ウィルスやバクテリアなど）が脳脊髄液にはいることを防ぎ、一方で栄養物など、脳が機能するために不可欠な成分を吸収できるようにする。

フレイが関心をもったのはEMF曝露が血液脳関門の力を弱めるかどうかだった。彼は2つのグループのラットを調査している。一方は、1・9GHzの放射（携帯電話1台相当）を2時間浴びせたラット、もう一方は浴びせなかったラットだ。まず、放射に曝露していない各ラットの循環系に蛍光染料を注入した。すると予想どおり、染料はあっという間に全組織に広がった――脳をのぞいて。つぎに同じ染料を曝露したラットに注入すると――この1回の曝露から――ものの数分で染料は脳に浸出した。これは血液脳関門が漏れを生じ、それまで排除されていたタンパク質やホルモンといった大きな分子が、脳を浸す液体に混ざったということだ。フレイの研究がごく短期の曝露でこの損傷が起きることを明らかにし、異常な変化がほぼ即座にはじまることを示唆している点に注意しておきたい。フレイはこの研究をつづけられなかったが（理由は6章で詳述する）、彼の結果はスウェーデンのレイフ・サルフォード教授など、ほかの研究者によって追認されている。[21]

その後、こうした漏出が起こるとまもなく一部の脳細胞が死ぬことも明らかにされている。[22] かりに神経細胞の死が生じないとしても、血液脳関門の決壊はきわめて危険だ。たとえば、血液脳関門はウィルスやバクテリアの脳への侵入の阻止に役立つ。神経細胞が正常に機能するためには、脳の環境が高度に安定していなければならない。血液脳関門の決壊はこの安定を妨げる。

メラトニン生成の妨害

もうひとつ、疾患のリスクを増大させるＥＭＦ曝露の目に見えない影響に、身体のメラトニン生成の妨害がある。メラトニンは松果体（脳のなかにある）によってセロトニンから生成されるホルモンで、概日周期の調節による睡眠パターンの制御に役立つ。また、学習能力や、遊離基《フリーラジカル》その他の老化現象による損傷を回避する能力、さらに、がんへの抵抗力など免疫系の重要な機能とも関連がある。加えて、体内のメラトニン値はセロトニン値と相関関係があり、セロトニンは食欲、代謝、あるいはうつ病にも関係がある。気がかりなことに、すでに２０００年の時点で、ＥＬＦ、無線周波、マイクロ波の放射が身体のメラトニン生成能力を抑制することを示す研究が15件はあった。[23]

最初の研究は１９８９年、Ｓ・Ｇ・ワンによるものだった。彼は無線周波やマイクロ波の電磁場に曝露した人間は、用量反応関係でセロトニン値の増加を示すことを実証し、メラトニン生成が減少することを示唆している。[24] 翌年、バリー・ウィルソン博士率いるパシフィック・ノースウェスト研究所とモンタナ大学のチームが、同様の問題を今度は無線周波／マイクロ波の代わりにＥＬＦを使って調べた。ウィルソンはボランティア被験者28人を集め、８週間にわたって睡眠時に電気毛布を使用させ、夜間の尿のメラトニン値を分析した。その結果、被験者の4分の1のメラトニン値に「有意な変化」が見られ、ウィルソンはＥＬＦへの曝露は「一部の者の松果体の機能に影響をおよぼす」と仮説を立てている。[25]

ジェイムズ・バーチ博士はチームを率い、通常60Hzの高レベルのＥＬＦに曝露する電力会社作業員のメラトニン値を調査した。作業員たちの3日間の曝露を測定（職場と家庭での曝露を記録）し、メラトニン値の低下を確認したバーチは、低下の幅が最大となるのは「職場でも家庭でも曝露した」場合だと述べている。[26]

電気毛布から発生するＥＬＦは高レベルであり、バーチが調べた作業員たちの職業上のＥＬＦ曝露はさらに高いが、シアトルにあるフレッド・ハッチンソンがん研究センターのスコット・デイヴィス博士は、むしろごく低レベルのＥＬＦに関心を抱き、それが一般市民のＥＬＦ曝露レベルに呼応するはずだと考えていた。１９９７年発表の論文では、低レベルのＥＬＦ曝露が用量反応関係により夜間のメラトニン生成の減少を導くことを実証している。被験者たちは有意な用量反応効果を示し、ＥＬＦ曝露が2倍になるとメラトニン値は8％下がり、ＥＬＦ曝露が3倍になると夜間のメラトニン値は12％低下、ＥＬＦ曝露が4倍になると15％減少していた。[27]

ＥＭＦと夜間のメラトニン生成に関する初期の研究の多くはＥＬＦ中心だったが、近年の研究では無線周波とマイクロ波の周波数帯のＥＭＦによる影響にも重点が置かれてきた。バーチは電気設備作業員に関する２００２年の論文でこの関係を探っている――今回、焦点が当てられたのは夜間のメラトニン生成能力に対する携帯電話使用の影響だった。バーチは作業員のＥＭＦ曝露を３日にわたって測定し、ＥＬＦによる曝露を考慮してその結果を調節した。携帯電話によるＥＭＦの影響（単独およびＥＬＦと総合した影響）に焦点を絞れるようにするためだ。その結果からバーチは、携帯電話を１日25分以上使うと、夜間のメラトニン生成が大幅に低下すると結論づけた。さらに、ＥＬＦへの曝露がこの影響を強めると述べている。言い換えると、家庭や職場での60HzのＥＭＦに曝露すると、携帯電話の放射への曝露によるメラトニン生成の減少が生じやすいということだ。こうした電磁スペクトル中の各放射への曝露の影響は蓄積され、相互に作用する。[28]

増大するうつ病と自殺のリスク

メラトニンは多くの重要な身体機能に関わるため、低周波の非電離ＥＭＦ放射への曝露を原因とした夜間のメラトニン生成の減少は、さまざまなかたちで健康に影響をおよぼす。このメラトニン抑制効果が、うつ病――さらには自殺――のリスクを増大させる基本メカニズムの一部だと考える者は少なくない。

サウスウェールズのブリッジエンドでは、2007年から2008年にかけての18か月間に22人の未成年者が自殺し、この街は「英国の自殺の首都」との異名をとっている。ロジャー・コッグヒル博士は調査を重ね、22人全員が平均より携帯電話基地局の近くに住んでいたことを発見した。英国人は平均して基地局から800メートルの場所に住んでいるのに対し、その自殺者の平均はわずか356メートル——平均の半分にも満たない。英紙『デイリー・エクスプレス』のコッグヒルのインタビューによると、科学的研究は「携帯電話の放射への曝露はうつ病を招くこと」を示しており、基地局が自殺した22人全員のうつ病の一因だという状況証拠があると彼は信じている。[29] コッグヒルが自説の裏づけとして挙げられる証拠はたくさんある。

ある調査で、研究者たちはフィンランド人1万2063人を対象に20年にわたって累積されたELF曝露を推定した。つづいて各被験者に21項目からなるベックうつ病質問表（定評のあるうつ病の診断尺度）に回答してもらった。その結果、高圧送電線から100メートル以内に住む人は重度のうつ病のリスクが470％増大することが示された。[30]

その研究は高圧送電線を扱ったものだが、前年に英国のチームがイングランドのウォルヴァーハンプトンの住民を調査し、同様の結論に達している。屋外のELF放射が50Hz以上の住居用送電線の近くに住む人は、うつ病のリスクが著しく高いことがわかったのだ。[31] また、チャールズ・プール博士率いる米国の研究者チームは、送電線のそばに住む人にはうつ病に関連のある症状がそばに住まない人の2・8倍見られることを突き止めた[32]。

うつ病は重症の場合、自殺の潜在的な原因となる。EMFへの曝露がうつ病を引き起こすことが証明されたとしたら、電磁放射曝露と自殺発生率とのつながりも見えてくると思われるかもしれない。残念ながら、まさにそのとおりのことが多くの研究から明らかになっている。1980年、マリア・ライクマニス博士らのチームが自殺と磁場の強さに顕著な相関関係があることを実証した。この研究者たちは1969年から1976年にかけてイングランドのウェストミッドランズ州で検視官より報告された自殺651件のうち、590件を調査している。チームは各自殺者の自宅住所に加え、比較対照用の594戸の住所のEMFレベルを測定した。すると自殺者の自宅の磁場は対照用住所よりも高いことがわかった。とくに、EM曝露のレベルが「高い」および「非常に高い」に分類された住所では、自殺率が相応の対照用グループに比べて40％大きかった[33]。

米国の研究者グループも同様の問題に関するリサーチの結果を発表した。こちらは居住地ではなく、職場のELF曝露に重点を置いたもので、13万8905人の男性電気作業員の調査である。その結果によると、送電線作業員は自殺で死亡するリスクが59％高い。電気工事士はそのリスクが2倍以上だった。さらに強い関連性が見つかったのは、対象を50歳未満に限定したときだ。彼らは自殺で死亡するリスクが全国平均の3倍を超えていた[34]。

うつ病と自殺は感情面の混乱の極端な例だ。科学はＥＭＦが、そこまでダメージは大きくないものの、やはり混乱を伴う認知機能障害の引き金になることも示している。ある種のＥＭＦ曝露は私たちの考える力を損ないかねない。２００６年から２０１１年にかけて３つの論文が科学誌『生体電磁気学（*Bioelectromagnetics*）』に発表された。ロイ・ルリア、イラン・エリヤフ、ロネン・ハレウヴェニの三博士が携帯電話による認知能力への影響の研究をたどったものだ。その各研究で、右利きの被験者が２つのグループに分けられた。ひとつは携帯電話の放射を左側頭部で浴びるグループ、もうひとつは右側頭部で浴びるグループだ。その後、被験者たちは認知機能と記憶を使う一連の課題を与えられ、左手か右手のいずれかで反応するよう求められた。その結果、「脳の左側の曝露は左手の反応時間を遅らせ」、脳の右側が曝露したあとの右手の反応についても同様であることが明らかになった。[35]

目と耳への危険性

非電離ＥＭＦ曝露の健康への影響に関する最初期の研究に、２０１２年に91歳で他界したミルトン・ザレット博士によるものがある。１９５０年代、ザレット（訓練を積んだ眼科医）はマイクロ波放射の目に対する危険性を研究した（当時、人々はレーダーや電子レンジ、理学療法で使われる透熱療法機器《ジアテルミー》により、マイクロ波放射にふれはじめたばかりだった）。そして彼は〈マイクロ波白内障〉——マイクロ波放射への曝露を原因とする目のかすみ——の存在を理論づけた。通常の白内障は目の前部に生じるが、それとは異なり、マイクロ波白内障は目の後部にある水晶体後嚢に生じるというのが、ザレットの説明だった（マイクロ波放射は目の奥に達するため）。この白内障は強い曝露だけでなく、低レベルのマイクロ波への慢性的曝露によって発症することもある（残念ながら、軍は軍事設備によるEMF曝露の健康への悪影響の研究に関心を示さず、ザレットは軍隊との契約を打ち切られた。以来、彼の研究結果を再現する試みはおこなわれていない）[36]。

EMF曝露の非熱作用に取り組んだ初期の研究者にもうひとり、アラン・フレイ博士がいる——この章で述べた血液脳関門の研究をおこなった科学者だ。1960年代、フレイはマイクロ波放射が人間の聴力に影響を与えることを発見し、それは〈フレイ効果〉として知られるようになった（別名〈マイクロ波聴力〉または〈マイクロ波聴覚効果〉）。フレイは一連の被験者たちを送信アンテナが発する極低周波のパルス電磁放射に曝露させた。被験者たちをアンテナから約900メートル離れた場所に配置し、送信スイッチを入れることで、被験者たちに音を感知させてみせたのだ。被験者の多くは、アンテナが作動するとすぐに低いうなりやクリック音が聞こえたと報告した。さらに、頭痛やめまいなどの作用もあったと訴えている[37]。フレイの成果は何度も再現され、のちの研究によって、この聴覚系の反応が生じるのは周波数200MHzから3

GHzの電磁放射に曝露した場合であることが示された[38]。

こうした影響は、この章で述べたアルツハイマー病やALSといった疾患に比べたら些細なものに思えるかもしれない。しかし、これらは電磁放射への生物学的反応がもっと広範囲にわたることを示している。EMF曝露はがんとアルツハイマー病に結びつくだけではない。EMF曝露が数多くの健康被害に関係していると信じる理由は十分ある。

結論——健康への影響は科学的に証明されている

EMF曝露のリスクと健康への幅広い影響は人間に関して科学的に証明されており、それについて知るにつれ、問題の深刻さと大きさがつかめるようになる。米国環境保護庁（EPA）の分析支援部長、マーティン・ハルパーが言うように、「EMFに関してわれわれが目の当たりにしている証拠の重みに、わずかでも近づいた一連の疫学的研究など見たことがない。ここには明らかに重大なものがある[39]」。

低周波の非電離電磁放射への曝露が健康に影響をおよぼすという科学的証拠は増えつつあり、そこから同じく明白になるのが、曝露の量やEMFの周波数に対する反応には個人差があるということだ。たとえば、低レベルのELF曝露によってメラトニンが抑制される人もいれば、されない人もいる。人によっては、同じレベルのELF曝露が白血病の発症につながることもあるだろう。現時点では、私たちは結果を予測できるだけの知識や理解を持ち合わせていない。私たちにできるのはただ、健康へのネガティブな影響が、広く安全と思われている各種のEMF曝露と（疫学的リサーチでの相関関係によって、あるいは研究室の実験での因果性によって）強く結びついていると示すことだ。

人工EMFによる健康リスクが現実のものであり、人間に幅広い影響をおよぼすことははっきりしている。このことに同意する、信頼できる科学者やプロフェッショナルな医療従事者はどんどん増えている。いうまでもなく、人間にこれだけ害をおよぼす力のある環境汚染因子は、ほかの動物や植物にとっても有害にちがいない。つぎの章で見ていくように、科学が示すのはまさにそのとおりのことだ。

第5章

人間以外への電磁場のインパクト

旧ソ連秘密軍事都市の残したもの

スクルンダ1はロシアの東方、旧ソ連のバルト海沿岸の国ラトビア東部にある小さなゴーストタウンだ。面積は0・45平方キロメートルで、1988年以降は打ち捨てられているが[1]、人口4000人弱の小さな村スクルンダのすぐ北に位置している[2]。いまも残る70棟ほどの廃墟(学校、病院、兵舎、その他の似たような建築物)は、かつてソ連軍によって西ヨーロッパにおける米国とNATO(北大西洋条約機構)の動向を探る作戦に使用されていた。スクルンダ1はソビエト連邦に40以上あった、公式の地図には載らないうえに暗号名でしか呼ばれない秘密都市のひとつだった[3]。

数多くの廃墟が残っているのに対し、この秘密軍事都市の中心にあった冷戦時代の強力な無線やレーダー施設はもうない。最初のレーダー基地が築かれたのは1964年だった。より強力なレーダー、その名もドニエプルが1971年に建てられ、軍は6000キロメートルも遠方――そして3000キロメートル上空――の物体を観察できるようになった。第三の、もっとパワーのあるレーダー、ダリヤルは1984年に着工され、ソ連が宇宙を監視するうえで最重要の基地となるはずだった。[4]

ところが政治の風向きが変わり、ダリヤル基地は完成しない。1991年、ラトビアはロシアから名目上の独立を果たし、1994年にラトビアとロシアは1998年までにロシアがスクルンダ1から撤退するとのことで合意した。この間に未完成のダリヤル基地は取り壊され、1998年、ロシアは秘密軍事都市から撤去できるだけ撤去し、ゴーストタウンをつくり出した。だが、そのときにはすでに計り知れない被害が生じていた。

スクルンダ1の建設と運用はソ連軍にとって貴重な戦略的資産となったかもしれない。だがその代償として、スクルンダ1と周辺地域、その住民、そして自然を莫大なレベルの――ICNIRPとWHOの安全基準[5]より最大で50倍も強い――無線周波放射に34年にわたって曝露させたのだ。スクルンダ1の放棄以降、数多くの研究が実施され、周辺環境への影響の多くが記録されてきている。

アオウキクサ――流れの穏やかな淡水の表面を浮遊する小さな楕円形の植物――は通常より寿命が短くなり、繁殖力も落ちていることが確認された。[6] 曝露が最大の地域のマツは葉の数が減っており、[7]若死にする。[8]

しかもこれは植物にかぎったことではない！

スクルンダ1の基地からの放射を浴びた牛は細胞内の小核の増加というかたちでDNA損傷率が上昇し、[9]無線周波に汚染された地域では、巣をつくるヒタキが激減したことが判明している。[10]

スクルンダ1は低周波の非電離放射線が自然におよぼす各種のダメージが極端に集中した例かもしれない。だが、つぎつぎに実施される研究によれば、私たちの周囲によく見られる電磁汚染の拡大は、動物と植物の世界全体に予期せぬ結果をもたらしているのだ。

航行能力を損なわれる鳥とミツバチ

電磁曝露の被害を受けた動物相のなかには、渡り鳥とミツバチもいる。無線周波とマイクロ波の放射がこうした生物におよぼすと見られる主な影響のひとつは、進路決定能力《ナビゲーション》を損なうことだ。彼らは〈磁気感覚（または磁覚）〉、つまり磁場を感じる能力を使って進路を決定する生物の仲間である。ミツバチ、[11]渡り鳥、[12]サケ、[13]コウモリ、[14]ショウジョウバエ、[15]さらにはバクテリア、[16]そしていくつかの研究で示唆されるように、人間[17]は地球の磁場を感じる力があるとされる種であり、地磁気は航行支援に使われる。磁気感覚が非常に強い一部の鳥は、人に色が見えるように磁場が「見える」といわれる。[18]

磁気感覚はまだ解明されていない部分も多い。科学者がこの現象の説明に使うモデルは主にふたつある。ひとつは〈クリプトクロム〉が関与するものだ。これはさまざまな動植物にあるタンパク質で、概日リズム〔環境の周期的変化を排除した状態で生物にみられる生理現象や行動のほぼ一日周期の変動〕に関与することが知られており、多くの鳥の網膜に見つかる。[19]オルデンブルク大学のドミニク・ハイエアス博士と共同研究者たちは、夜間に移動するツグミが磁気感覚を頼りに方角を探るあいだ、網膜のクリプトクロムが脳と高度に通信することを示した。[20]同じく、マサチューセッツ大学メディカルスクールのロバート・J・ゲギアと共同研究者たちは、クリプトクロムがショウジョウバエの磁気感覚に不可欠な成分であることを実証している。[21]

もうひとつのモデルは〈磁鉄鉱《マグネタイト》〉が関与するものだ。磁鉄鉱は自然界に見つかる鉄ベースの鉱物で、磁場の影響を受けやすい。そのひとつが地球の磁場だ。クリプトクロムと同様に、磁鉄鉱はミツバチ、鳥、昆虫、魚、バクテリア、人間など、さまざまな種の生物に発見されてきた。そして複数の研究によって、磁鉄鉱は磁気感覚に関与することが示されている。２００１年、ジョゼフ・カーシュヴィンク博士が磁鉄鉱と磁気感覚に関する研究を検証し、磁場を感じる能力は体内の磁鉄鉱の結晶から築かれた感覚システムに依存すると結論づけた。[22]その何年もまえに、カーシュヴィンクはミツバチとハトには大量の磁鉄鉱があることを証明し、こう理論立てていた。「神経系に統合された」磁鉄鉱によって、「報告されたもっとも極端な磁場感度も説明がつく」[23]。哺乳類の磁鉄鉱は、地球の磁場の強さのおよそ50分の1にすぎない60Hzの電磁場にも反応することが、ほかの研究によって示されている。[24]

磁気感覚研究はいまだ揺籃期にあるが、この感覚が存在すること、そして複数の生物にとって重要であることは確証されている。研究者たちは、磁気感覚に関与していると思われるふたつの生体メカニズム（クリプトクロムに基づくものと磁鉄鉱に基づくもの）を特定した。これをもとに、低周波のEMFがいかに鳥とミツバチの航行能力を損ない、双方の個体数の減少を招いているかについて理解を深めつつある。

渡り鳥の地図

低周波のEMFは鳥類におけるクリプトクロム系と磁鉄鉱系双方のシステムを損なうことが実証されてきた。ヴォルフガング・ヴィルチコ博士をリーダーとするフランクフルト大学の研究者グループは、鳥が自分たちの世界の「地図」をつくる際に磁鉄鉱を含む受容器を使うことを示している。このグループはオーストラリアの移動性メジロを研究し、鳥たちを磁場のパルスに曝露させ、重要なナビゲーション情報の取得に用いるのと同じ種類のＥＭＦによって進路からそらされることに注目した。[25] その基礎となったのはヴィルチコと共著者たち（インディアナ大学のアーシュラ・マンローほか）が数年前に発表した研究で、そこでは鳥の「磁鉄鉱に基づく『航行地図』」の存在と役割が実証されていた。[26]

また、１００Hzから1万Hzの帯域の磁場に曝露させたときも、ワタリツグミは空間識失調を来した。この作用が見られた磁場の強さは地磁気の５００分の1にすぎない。

ＥＭＦ曝露に影響される鳥の実際のシステムがどんなものであれ（そして間違いなく、科学者たちはこのテーマで研究をつづけるだろうが）、このような方向感覚を狂わせる放射に鳥が曝露するとどうなるか、その結果の一部はしだいに明らかになってきている。

鳥の空間識を失調させる電磁放射

鳥の空間識失調の影響でもっとも目につくのは、塔への衝突——鳥が電磁通信塔（電力の中継、携帯電話、ラジオ、テレビなどの塔）に激突して死ぬ——という現象の増加である。鳥がラジオ塔に衝突して死んだ例が最初に報告されたのは１９４９年、メリーランド州ボルティモアでのことだった。[27] ただし、ワシが送電線に衝突して死亡した例は１９２２年に報告されている。[28]

この分野における最初の長期的研究は１９５５年、フロリダ州北部で開始された。１９８０年までに、１８９種類の鳥の死亡例４万２３８４件が記録されている[29]——発生時期は65％が秋の数か月間（渡り鳥が南に飛ぶ季節）で、20％は春（鳥が逆方向の北に飛ぶ季節）だった。[30] このテーマでは史上最長の38年間にわたる研究の一環として、鳥の渡りの専門家であるチャールズ・A・ケンパー博士は、ミネソタ州でテレビ塔に衝突して死亡したハトがひと晩に１万２０００羽に達したことを記録に残している。[31] それは極端な例だとしても、問題は根強く、ますます大きくなっている。２００５年、野生生物の研究者であるアルバート・マンヴィル博士は、この原因で死亡する鳥は最大で年間５０００万羽に達すると推定した[32]——米国魚類野生生物局はマンヴィルの最小推定値、４００万羽から５００万羽を鳥の死亡数として挙げているが、それでもまだ莫大な数だ。[33] 北米、メキシコ、カリブ海諸国における最近の鳥の鉄塔衝突死については、http://www.towerkill.com にアクセスしていただきたい。

鳥の鉄塔衝突が蔓延する原因として挙げられるなかに、磁鉄鉱系[34]とクリプトクロム系[35]双方への実証された磁場の影響がある。どちらの生体機構を使うにせよ、データによれば、環境を汚染する電磁放射の存在が鉄塔衝突の大きな原因のひとつであることはますます明らかになってきている。

とはいえ、鉄塔衝突は話の一端にすぎない。低周波の電磁放射はほかにも鳥のナビゲーション行動を変える（すると、それが今度は鳥の個体数に影響を与える）ことが示されている。スペインはバジャドリードのアルフォンソ・バルモリ博士は、地元の街でスズメの個体数を調査した。２００２年10月から２００３年2月まで毎月一回、マイクロ波のレベルとスズメの個体数をバジャドリード周辺の32か所で測定した。その結果、マイクロ波放射のレベルが高いとスズメの個体数が減るのがわかった。その電磁場のレベルがもっとも高い地区では、スズメの個体群はすっかり姿を消していた。バルモリはまた、高レベルだったマイクロ波電磁場が弱くなった地区では、ふたたびスズメが見られるようになったことにも気づいた。

総合すると、スズメの個体群は高マイクロ波ゾーン（通常は市の中心部）からマイクロ波放射が低レベルの地域（通常は市のはずれ）に移動していた。[36] この発見は、ヨリス・エフェラールトとディルク・バウヴェンスによるベルギー国内１５０か所のサンプルを基にしたイエスズメの個体数の減少に関する報告と一致するものだ。[37] バルモリは、自身の発見が英国や西ヨーロッパの他地域におけるイエスズメの減少の説明にもなるはずだと考えている。[38]

鳥の繁殖システムへの影響

バルモリは鳥の繁殖システムの変化もＥＭＦ曝露の影響と考えられる（そして、ヨーロッパ一帯で見られる鳥の個体数減少の原因のひとつ）としている。だが、ＥＭＦ曝露による鳥の繁殖の機能やパターンへの作用は、調査されてきたほかの影響に比べ、さほど解明されていない。

１９９８年、生体電磁気学会の第20回年次総会でジュール・Ｂ・ユビシエ＝シモ博士と共同研究者たちがこの問題に関する発見を発表している。彼らは連続３回にわたる室内実験をおこない、受精したニワトリの卵を10ミリメートル上方に設置した携帯電話からのマイクロ波放射に直接、１回につき24時間曝露させた。そしてこの卵のグループと携帯電話の放射を浴びせなかったコントロール・グループの卵の死亡率を比較した。すると、曝露した卵のグループの平均累積死亡率（72・３％）はコントロール・グループ（11・９％）の６倍も高かった。だが、さらに多くを物語るのは、曝露したグループ内の死亡例は基本的に電話のすぐそばのエリアに限定されていたことだ（一方、コントロール・グループの死亡例はもっとランダムな分布パターンをたどっていた）[39]。こうした結果はバルモリやエフェラールトらの研究者たちが述べた個体数の減少とぴったり一致する。

モントリオールにあるマギル大学のキンバリー・Ｊ・ファーニー博士は、アメリカチョウゲンボウへの環境汚染因子の影響に関する一連の研究の結果を発表している。彼女のリサーチが示してきたのは、チョウゲンボウのＥＭＦ曝露が身体発育の促進[40]、体重と食物摂取の増加[41]、メラトニン生成の抑制[42]、そして酸化ストレスの増大（体内のフリーラジカルが増加し、それゆえ細胞やＤＮ

Aの損傷、がんなどの疾患の発症が増える条件）に結びつくことだ。[43]

とくにチョウゲンボウの繁殖という問題について、ファーニーは捕獲したチョウゲンボウの繁殖成功率に対するEMF曝露の影響を数多く示してみせた。ある研究では、チョウゲンボウをふたつのグループに分け、2年間にわたり、一方のグループにEMF放射（ふだん送電線によって曝露するレベルのELF放射に相当）を浴びせ、もう一方はコントロール・グループとして放射を浴びせずに飼育した。その結果、ELFに曝露した卵のほうが大きくて殻が薄く、EMF曝露はチョウゲンボウの繁殖率上昇につながった反面、全体の孵化成功率は低下していた。この対照実験の結果は、送電線のそばに生息するチョウゲンボウの繁殖成功率が低いという発見に合致している。[44]

科学がはっきり示しているように、低周波の非電離EMF放射への曝露は世界じゅうの鳥の多くの種にさまざまな影響を与え、進路決定能力を損ない、生息地を変えさせ、個体数を減少させる。とはいえ、このようなEMF曝露の実証可能な影響が見られるのは鳥だけではない。ほかに影響が見られる多くの生物のひとつに、ミツバチがいる。

崩壊するミツバチ群

ＥＭＦ曝露のミツバチ（や鳥）への影響のなかでも、確実に立証されているものに、航行《ナビゲーション》パターンの変更がある。食料生産に関してハチが果たす役割ゆえ、この航行パターンは人間にとって非常に重要だ。働きバチは日々巣箱から飛び立って食料を探す（その過程で植物の受粉をする）。彼らの努力がなかったら、巣箱の群れは死に絶える。そして彼らの努力がなかったら、地球に存在するとわかっている20万種以上の植物のうち、85％は繁殖できない。ミツバチが失われたら、人類は壊滅的な打撃を受けるだろう。私たちの食料の３分の１は直接彼らの努力に依存している。[45]

だからこそ、〈蜂群崩壊症候群〉（ＣＣＤ）と呼ばれる現象は非常に気がかりだ。ＣＣＤとは、地球規模で広がりつつある流行病の名前で、ミツバチが巣箱から離れて死亡し、巣箱の個体数が減って、場合によっては群れ全体《コロニー》が死滅する現象を指す。ＣＣＤは北米とヨーロッパのミツバチの個体群に重大な影響を与えてきた。この問題が米国で顕著になったのは２００６年から２００８年のことである。議会調査局が連邦議会用に準備した報告書によれば、管理されたミツバチのコロニーの数は２００６年から２００７年にかけての冬に31・８％減少した。翌年にはさらに35・8％、2008年から2009年の冬は28・6％、[46] 2009年から2010年は33・8％落ち込んでいる[47]（以上の数字は全国平均であることに留意してほしい。一部の個人養蜂家から報告された消失率はもっと高く、50％を超えている）。2006年から2010年にかけて、米国では300万以上のミツバチのコロニーが失われた。[48] この数字は英国でも同様で、英国養蜂協会の報告には、管理されたコロニーは2007年から2008年にかけて30％減少したと記されている。[49] 重ねていうが、こうした数字は平均であるため、悲劇の規模が見えにくい（たとえば、スコットランドのある養蜂業者は2009年から2010年にかけて1200の巣箱の80％が失われたと届け出ている）。[50] 現在のペースがつづけば、米国では2035年までに、英国では2019年までにミツバチが絶滅すると専門家は予測している。[51] CCDはイタリアでも報告されており、欧州食品安全機関によると、2007年から2008年にかけてのイタリアのミツバチの死亡率は40％から50％だった。[52] またドイツと台湾でもCCDは報告されている。[53]

CCDの確実な原因はまだわかっていない。最近の科学者の合意からは、おそらくさまざまなストレスが原因となっていると示唆される――環境汚染物（殺虫剤など）の場合もあれば、生命体（寄生虫など）の場合もあるだろう。単一の刺激がCCDの原因であると証明するのは不可能だが、科学的証拠によれば、EMF曝露がこの現象を引き起こす環境汚染因子のひとつである可能性は高い。ミツバチのEMF曝露はCCDと一致する事態を招くことが実証されている。

巣箱に戻ってこないミツバチ

この章ですでに述べたハトやほかの鳥と同様に、ミツバチのナビゲーション能力も科学者によって体内の磁鉄鉱[54]とクリプトクロム[55]の両方と結びつけられてきた。だから、鳥の個体群に見られたのと同じように、ＥＭＦがミツバチのナビゲーション活動に干渉するとわかっても驚くにはあたらない。研究結果のなかには、ひと目で印象に残るものもある——どうやら、ミツバチは低周波の電磁放射にきわめて敏感らしい。

ドイツの研究者グループがコードレス電話とミツバチの巣箱を使ってごく単純な実験をおこなっている。巣箱のそばでコードレス電話（携帯電話ほどのパワーはない）を作動させ、ＥＭＦを放射するコードレス電話がそばにない巣箱に比べ、巣箱に戻ってくるミツバチの数に差が生じるかを調べるというものだ。彼らはこのテストを16個の巣箱で実施した——放射を浴びる8個とコントロール用の8個である。すると放射を浴びないミツバチは39・7％が巣箱に戻ってきたが、放射を浴びたミツバチは7・3％しか帰ってこなかった。[56]この発見はかつてインドのサイヌ

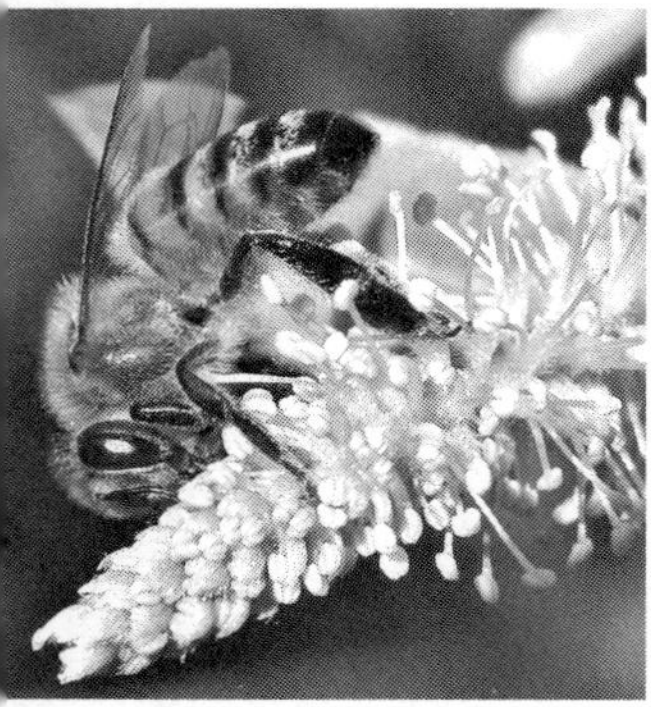
花粉を集めるミツバチ。

ディン・パタジー博士が発表した研究結果に近い。ただしパタジーの実験では、ＥＭＦに曝露した働きバチは1匹も巣箱に戻らず、巣は完全に崩壊した。[57]

インドの別の研究者グループも携帯電話の放射と巣箱の個体数の減少に関連を見出している。彼らの研究では、第一の巣箱のまわりに電源をＯＮにする携帯電話を数台、第二の巣箱のまわりに電源をＯＮにしない（ダミーの）携帯電話を数台置き、第三の巣箱のまわりには携帯電話を置かなかった。そして第一の巣箱の携帯電話（９００ＭHzのマイクロ波放射を発生させる）には、３か月にわたって1日2回、15分間、電源が入れられた。その結果、ＥＭＦに曝露した巣箱にはさまざまな影響が見られたという。飛翔活動の減少、帰巣能力の減退、花粉をつけて帰巣する働きバチの数の減少などだ。放射に曝露した女王バチの産卵数はコントロール用の女王バチの半分に満たず、コントロール用の巣箱に貯えられたハチミツは曝露した巣箱の8倍で、曝露した巣箱の個体数は70％以上減少した。[58]

こうした実験によって結果は実証される――携帯電話やコードレス電話からの放射は巣箱の個体数の減少を招くことがあるのだと。だが、それがどのように起きるかは説明されない。スイスの研究者、ダニエル・ファーヴル博士が働きバチの鳴き声《パイピング》に関する一連の実験をおこなった。このパイピングは、群れをなして巣を離れるタイミングや、巣箱がミツバチにとって迷惑なストレスにさらされていることを知らせるミツバチ間の通信手段である。83回の実験を通じてファーヴルが示したのは、巣箱のそばで携帯電話を電源ONにしたり使用したりすると、働きバチのパイピングが1000％増加することだった――これは巣箱を離れろという合図が10倍になるということだ。[59] 2011年のインタビューでファーヴルは、この行動からどのようにして巣分かれ活動の増加や、巣箱の個体数の減少が引き起こされるかを説明している。[60]

さらにダメージに弱い草木

環境中のEMFレベルの上昇が動物の生態における重大な問題に関連しているのは確かだ。だが、スクルンダ1の例を振り返ると、影響は人間と動物にとどまらず、植物相にもおよんでいた。植物は単にEMF曝露からダメージを受けやすいのではなく、フランスのブレーズ・パスカル大学のアラン・ヴィアン博士によれば、人間やほかの動物よりもずっとそうしたダメージに弱い。動物とは異なり、植物は本来、「環境との相互作用を最大活用するための表層」として進化した。その環境が汚染された場合、汚染と直接相互作用する細胞の割合は植物のほうがはるかに大きい。[61]

スクルンダ1のマツの状況と呼応するように、2010年に『国際林業研究ジャーナル（*International Journal of Forestry Research*）』に発表されたある研究では、無線周波への曝露はポプラの木の成長と葉の健康に「強い悪影響」をおよぼすと説明されている。その研究者たちは一部の木のまわりにファラデー箱《ケージ》（電磁放射をある程度ブロックできる金属製の囲い）を建て、ラジオ、テレビ放送などを発生源とする通常レベルの環境中の無線周波放射から守り、ファラデー・ケージの外の木は曝露から保護しなかった。すると無線周波放射から遮蔽されたポプラは苗条《シュート》成長が大きな伸びを示し（被曝した木よりシュートの成長率が74％増）、葉の面積も曝露した木に比べて60％増えていた。[62]

こうしたポプラとスクルンダ1のマツはどちらも被曝すると小型化したのに対し、ミシガン州のとある携帯電話基地局の付近にある多くの木は、逆の反応を示している。ミシガン工科大学のデイヴィッド・リードと共同研究者たちによると、放送アンテナに近いアカマツは遠い木よりも大きく成長し、被曝したポプラとベニカエデは被曝しなかった木に比べて厚く茂っていた。そしてアカガシワとアメリカシラカンバは影響を受けていないらしい。[63]こうした結果から、バルモリ博士はこう結論づけている。この証拠が示すように、ＥＭＦは微妙で複雑な、多様な影響を木に与えるのだと。[64]

ドイツの研究者たちが、ヨーロッパの人口が多い地域の木の健康を害する謎の病気の原因を調査した。その症状は、樹皮の亀裂、部分的な葉の枯れ、異常な成長など。オランダの木の70％に、この症状の一部もしくはすべてが見られると報じられている。これはＥＭＦ中毒の症状であるとの仮説を検証すべく、研究者たちは3か月にわたり、20本のトネリコの木をさまざまな種類のＥＭＦ放射に曝露させた。Ｗｉ－Ｆｉの放射にさらされた木に、病気に侵された木と同じ症状が見られた。[65]

ＥＭＦに曝露すると、人間はほかの環境汚染因子によるダメージを受けやすくなること（6章で述べた血液脳関門の効力の減退、2章で述べたＥＭＦ曝露がくりかえされることで生じる細胞のＥＭＦ耐性の増大など）が研究によって示されているが、それと同じように、スウェーデン発の新たな研究が、ある種のＥＭＦは木がほかの汚染物質から受けるダメージを悪化させることを示している。その研究者たちは、４００ｋＶの高圧送電線の真下に生えているマツと、その送電線から数キロメートル離れた場所にあるマツをサンプルとした。高圧送電線の下の木はＰＣＢ（ポリ塩化ビフェニル）のレベルが2倍だった。ＰＣＢは合成化学物質で、かつては電気機器に広く使われていたが、人間に対する高い毒性を理由に１９７９年に禁止された。もはや消費者向け製品の生産には使用されていないが、こうした化学物質は環境中から消えていない。高圧送電線の下で見つかった高濃度のＰＣＢは、ちり粒子（ＰＣＢなどの汚染物質を含む）の蓄積が原因とされている。ちり粒子は送電線によって帯電し、マツの葉の表面に付着しやすくなっているのだ。[66]

多岐にわたる草への影響

樹木と同じく、草も電磁放射への曝露からダメージを受けるし、その影響は多岐にわたる。ルーマニアでおこなわれたある研究では、400MHzの電磁放射を浴びせると（3週間にわたって1日に1時間から8時間）、ニセアカシアの苗は葉緑素《クロロフィル》（植物が光からエネルギーを吸収できるようにする緑色の色素）の生成が対数的に減少することが示された。[67]

植物細胞にも動物細胞に見られるような細胞の防御機構がある。フランスのブレーズ・パスカル大学の研究者たちは、トマトの草に900MHz（コードレス電話やUHF通信に相当）を10分間浴びせ、EMF放射が草の細胞ストレス応答を引き起こすことを実証した。[68] イスラエルのチームもアオウキクサの細胞ストレス応答が60MHzと100MHzの電磁場への曝露から生じたことを示す指標を発見している。[69]

アオウキクサは小さな、茎のない水生の浮遊植物である。クロアチアのザグレブ大学植物学部のチームは、400、900、1900MHzのEMF放射への曝露がアオウキクサにもたらす影響について一連の実験をおこなった。すると多くの場合、曝露によってアオウキクサの成長率が変わることがわかったが、「EMFの影響は電磁場曝露の特性によって大きく左右される」と研究者たちは記している。たとえば、900MHzへの曝露は成長率を強く抑制したが、400MHzの電磁場はそうではなかった。[70]

2年後、同じチームがアオウキクサに関して同様の実験をおこない、300MHzから300GHzのEMFへの曝露が酸化ストレス（植物が毒素に対処できないしるし）と抗酸化酵素の生成をともに増大させると記している。[71] 似たような抗酸化作用の変化はタバコについても見られてきた。2007年に発表されたイランのタルビアト・モダレス大学での実験では、タバコの草の細胞に低周波のEMFを1日5時間、5日にわたって浴びせると、細胞内に変化が生じ、細胞の抗酸化防御機構が損なわれることが確認された。[72]

草の成長や収穫量への影響

電磁曝露によってこのような細胞レベルの変化が草に生じることから、草の成長や収穫量にも（木と同様に）変化が見られると思われるかもしれない。まさにそのとおり。オーストリア研究センター環境研究部のチームが高圧送電線によるEMF曝露の小麦畑への影響を5年間調査した。その結果、送電塔にもっとも近い小麦はEMF放射の強さがもっとも遠い小麦の約11倍で、曝露が最少のグループは送電塔にもっとも近い小麦に比べて収穫量が7％多いことが判明している。[73] ＥＭＦと草の成長に関する研究の多くは、種と苗を対象におこなわれてきたが、その結果は種の種類に加え、曝露の強さ、周波数、期間によって大きく異なる。[74] 緑豆《リョクトウ》の苗に対する携帯電話の放射の影響を調べるため、インドのあるチームはリョクトウを携帯電話の放射に１日30分、１時間、２時間、あるいは４時間曝露させた。すると曝露した苗は長さと重さが著しく抑制され、タンパク質と炭水化物の値も低いことがわかった。このデータから研究者たちは、携帯電話のＥＭＦへの曝露がリョクトウの初期の成長を損なうと結論づけている。[75] 台湾で実施されたリョクトウに関する別の研究では、一部の周波数のＥＬＦ放射（30Hz、40Hz、そしてとくに50Hz）も初期のリョクトウの成長を妨げるが、ほかの周波数（20Hzと60Hz）では発育を促進することが確認された。[76]

生態系を通して環境全体に作用する

電磁場の影響の評価をつづけるにあたって、人間は環境中の電磁汚染の増加に直接影響を受ける唯一の生命体ではないと肝に銘じておきたい。私たちは生態系の一部として間接的にも影響を受けるし、生態系では一部へのダメージが何らかのかたちで全体に悪影響をおよぼす。ＥＭＦ放射はいたるところに進出し、あらゆる生命体と相互に作用するのだ。

文献を見ると、じつに幅広い、科学的に実証された植物と動物に対するEMF汚染の影響がわかる。人間と同じで、植物と動物の世界でもEMF曝露に対する生物学的反応は一定していないらしい――実際のところ、研究の多くが健康への影響は植物のほうが動物以上に多様だと示しているようだ。

この科学研究は、人工の無線周波／マイクロ波やELFの放射に起因する自然への影響の大きさについて、有力な手がかりを提供する。その出どころはワイヤレス通信、通信塔、そして高圧送電線――いずれもそれぞれの環境でほぼ途切れることなく作動しているものだ。動物と植物の多くの種は生息地の状態が悪化して縄張りを失ったうえに、EMF曝露から健康や繁殖に長期的な影響を受けている。

EMF曝露の健康への影響が文書記録によって十分裏づけられているのに、なぜもっと警鐘を鳴らさないのか？　それがつぎの章のテーマだ。

第6章 電磁場科学のビジネス

EMF科学は決定的ではないとする声が多いのはなぜか

ここまでの何章かで、EMF曝露の健康への影響を調査した科学的文献を見てきた。今日、EMF曝露による生体や健康への影響を説明してくれる科学の体系は、この問題が初めて公になった四半世紀前に比べてずっと大きく、しかも厳密だ。全貌はまだまだつかみきれず、解決すべき疑問点も増えているものの、この科学は非電離EMF放射が人間とほかの生物にとって有害であり、病気などの健康障害を引き起こすことをはっきり示している。

だとしたら、なぜこの科学的知見は決定的ではないという声をたびたび耳にするのか？　その答えは、悪影響を明らかにする研究が多い反面、まったく影響はないと示す研究も多いからだ。危険が現実のものだとしたら、健康への影響はないとする研究がこんなに多いのはなぜだろうか？　この疑問に答えるために、20世紀におけるEMF科学と生物学の歴史を掘り下げてみたい。

ゾリー・グレイザー博士による1971年の研究成果

20世紀なかばまで、無線周波とマイクロ波の放射の人間への作用に関する研究は、人体組織を熱する力など、医学や治療への応用の可能性に焦点が絞られていた。だが第二次世界大戦で事態は一変する。レーダーをはじめ、大量の無線周波とマイクロ波放射を利用し、放射する技術の導入により、このテクノロジーの新たな可能性が見えてきたのだ。それ以降、マイクロ波放射の生体作用に関する研究は、医療業務から軍部と産業がからんだ業務に転換した。[1]

1971年にはすでに、レーダーや類似の技術は数十年にわたり、軍によって広く使われていた。その間ずっと、レーダー技術からの無線周波にさらされる人々への生体作用——主に禿げと不妊——が懸念されていた。[2] 人員の健康に悪影響があるのではないかと不安をつのらせ、米海軍は当時の既知の科学から示唆されることを正確に知りたいと考えた。そこで1971年、海軍医学研究所に勤務する若き博士ゾリー・グレイザーに、無線周波への曝露による生体作用の研究目録を作成する任務を与えた。[3]

グレイザー博士はEMF曝露の生体作用に関する3000件以上の科学的研究を検証し、名づけて『無線周波／マイクロ波生体作用書誌（*RF/Microwave Bioeffects Bibliography*）』の第一版で紹介した。[4] そうした実験の多くはソ連軍が実施したものだった（彼らも同じ問題に強い関心を寄せていたのだ）。その成果に感銘を受けた海軍は、グレイザー博士に今後も書誌の保守をするよう依頼し、博士はその後数十年にわたって任務をつづけ、最終的に６０００件を超える研究からのデータを蓄積する。[5]

グレイザーの労作からわかるのは、無線周波とマイクロ波の放射への曝露から――出力レベルがごく低くても――健康に悪影響が生じる可能性を、米国と旧ソ連の軍隊が50年以上まえから認識していたことだ。１９２６年に米国公衆衛生局の外科医が発表した研究では、極超短波のＥＭＦに曝露したマウスは致死という結果になったことが示されていた。この外科医は熱応答以外の機構を死因とし、電磁放射への曝露の結果、熱によらない健康への影響が実験動物に生じたと結論づけている。[6] ２年後、ドイツの研究者たちが同様の短波への曝露によって、マウス、ラット、ハエが死亡したことを報告した。[7] １９３０年代前半には、ペンシルヴェニア大学の動物学者が電磁放射のスズメバチやカエルへの影響に着目し、こう推論している。「ここで明白なのは、高周波と熱はけっして同義ではないこと、そして静電場は内部熱が生じる可能性を副産物として伴うが、同時にそこには別のほぼ未解明の反応もあるということである」。[8]

１９４８年には、別々に研究に取り組んでいたふたつのグループが、ともに電磁放射曝露から生じる非熱作用について記している。ミネソタ州にあるメイヨー・クリニックの科学者たちは、マイクロ波放射への曝露後に犬の白内障が発生したと述べ、アイオワ大学の研究者たちは、マイクロ波への曝露の結果、ウサギと犬が白内障を発症し、ラットには「精巣の退化」が見られたと特記している。[9]

1950年代前半には、カリフォルニア州のヒューズ・エアクラフト・カンパニーに勤務するジョン・T・マクラフリンという内科医が、同社の従業員6000人のうち75人から100人に出血性紫斑病として知られる内出血の症例が見られることに気づいた――異常に高い発生率である。マイクロ波放射への曝露が原因ではないかと考え、調査を進めると、マイクロ波放射の発生源付近で働く人々には白内障と頭痛の症例もいくつか認められた。[10]

ソ連の科学者たちは、30MHzから300GHzの周波数帯のEMFが、熱作用を生じないほど弱いレベルであっても、人間の循環系に影響を与え（心拍数と血圧を変え）、神経系に作用することがあると認識していた。さらに、症状が勤務の長さと曝露の強さに左右され、明らかな用量反応関係を示すことにも彼らは気づいた。

ソ連はマイクロ波放射の健康への影響に強い関心を抱き、それを兵器として使うほどだった。ある顕著な例として、のちに知られることになったのだが、1950年代から1980年代なかばまでモスクワの米国大使館をマイクロ波放射で攻撃していた――これは「低レベルの慢性効果の研究プログラムに熱心に取り組んでいたのと同時期」だという。[11] この曝露の結果、大使館職員のあいだに「不可解な健康問題」が見られると報告された。元米国大使のウォルター・ストーセルが白血病で66歳にして死去したのは、1974年から1976年のモスクワ在任中にソ連のマイクロ波に曝露したことが原因だと信じる者も少なくない。[12]

以上は、グレイザーの書誌に取り上げられた数々の研究のほんの一部だ。ところが、このような研究結果が世間一般に警鐘を鳴らすことはなかった。それも当然だろう、無線周波やマイクロ波放射を生み出す機器、今日ならどこにでもある携帯電話やコードレス電話、Wi-Fiネットワーク、電子レンジなどは、まだ一般市民に普及していなかったからだ。一部の例外（前述の軍事基地からの高レベルの無線周波にさらされたラトビアのスクルンダ1付近の住民など）はあったにせよ、概して市民はその周波数帯の有害な非電離放射線にさらされることはなかった。もちろん、その状況は1980年代、携帯電話やコードレス電話のテクノロジーの導入とともに変わりはじめる。

米国環境保護庁による報告書が無力化される

1989年まで、米国での携帯電話の使用は依然としてごく限定的で、携帯電話を利用できる人は人口の１・４％程度にすぎなかった。[13] それでも国民の不安は高まり、連邦議会の技術評価局が、アメリカ国民に家庭でのＥＭＦ曝露に対して「慎重なる回避」を実践するよう文書で呼びかけるまでになる。[14] １９８９年、調査を旨とする科学ライター、ポール・ブロデューアが、商用電源周波数のＥＭＦが公衆衛生上の脅威となることと、この問題に対する政府の消極性を訴える、初の国民一般向けの記事を執筆し、全３回のシリーズとして『ニューヨーカー』誌に発表した。[15] ＥＭＦ曝露にひそむ危険性が世間で認識されはじめていた。そうしたなか、環境保護庁（ＥＰＡ）は無線周波／マイクロ波放射への曝露の生体作用に関して、既存の科学の検証に着手する。公式の概要報告を発表するのがねらいだった。

１９９０年３月に公開されたその報告書の草稿のひとつで、ＥＰＡのロバート・マゴーイ博士を長とする健康環境評価局（ＯＨＥＡ）はこう勧告していた。ＥＭＦを正式に「おそらくヒトに対する発がん性がある」ものに指定すべきであり、無線周波／マイクロ波放射については「ヒトに対する発がん性の可能性がある」（ＤＤＴ〔有機塩素系の殺虫剤〕、ＰＣＢ、ホルムアルデヒドといったクラスＢの発がん性物質と同様）とみなすべきであると。[16]

『ニューヨーク・タイムズ』紙はこの言い回しの重みを強調しつつ、草稿について報じた。「研究が語る電磁場とがんの関連」と題された１９９０年のその記事には、当時のＯＨＥＡ局長、ウィリアム・ファーランド博士の言葉が引用されている。博士は重要な転換を語っていた。「以前は追究するに値しないと言っていたのが、ここ数年は、どうやら事は重大だ、もっと研究しなくてはならないと言う人がどんどん増えてきている。これはさらにリサーチを進めるうえで重要な一歩だ[17]」。

ところが翌年、その言葉はＥＰＡの科学諮問委員会と放射線諮問委員会の非電離電磁場分科会によって報告書の草稿から削られる。[18]代わりにつぎの文言が加えられた。

現時点では、がんとＥＭＦへの曝露との関係についてそのような特徴づけをするのは適切ではない。ＥＭＦとがんに至る生物学的プロセスとの相互作用の基本的性質は未解明なためである。[19]

妙なことに、同じページには、複数の研究が60HzのＥＭＦへの曝露と子供や作業員の白血病やリンパ腫との「因果関係」を示唆していると書かれている。[20]それなのに、ＥＰＡの当初の発見のもっとも波紋を呼びそうな要素――ファーランド博士が「さらにリサーチを進めるうえで重要な一歩」と語ったもの――は報告書から消し去られたのだ。

なぜ発がん性について明確に語った言葉が草稿から削除されたのか？

ＥＰＡの説明では、この関係（どの周波数のＥＭＦに、どのくらいの期間、どんなレベルで曝露すると、どんな具体的な結果が健康に生じるのか）を示すさらに優れたデータが出てくるまで、〈発がん性〉という用語は「適切ではない」。要するに、携帯電話の放射による健康リスクを示すデータはあるものの、EMFに発がん性のレッテルを貼るには、もっと具体的な証拠が必要だということだ。

外から見る者には、舞台裏のどんな事情が引き金となり、この波紋を呼びそうな言葉が報告書から削除されたのかはわからない。それでも疑いの余地がないのは、1990年のEPAの草稿と同時期に、携帯電話の放射と人間の健康状態の悪化――とくにがん――が関連している可能性を否定しようと無線通信業界が躍起になったことだ。何しろ、政府が業界の主力製品に発がん性のレッテルを貼ろうとしていたのである。

1990年代なかばには、無線通信業界のEPAを無力化する努力はピークに達した。1995年、ヴァージニア州アーリントンにある全米電機製造者協会のダグラス・バナーマンが、「個々の機関に勝手なリスク評価をさせるべきではない」と述べた。[21] 上院が同意し、EPAの予算を35万ドル削減した。上院歳出委員会が「EPAはEMF関連の活動に関わるべきではないと考えている」ためだった。[22] 1996年を迎えるころには、「予算が不透明」なため、「報告書は当分のあいだ世に出ないだろう」とマゴーイは語っていた。[23] EPAが報告書を発表することはなく、その後のEMF研究に関する連邦政府の検証は、国立衛生研究所（NIH）や疾病対策センター（CDC）といった別の機関が実施しており、[24] いずれもEMF曝露には科学的に実証されたリスクはないと結論づけている。
1990年のEPAによる報告書の草案は、猛反発を呼んだかもしれないが、その影響は限られていた。世間はおおむねEMF問題に気づかないままだった。状況が変わりはじめるのは1993年1月21日のことになる。

EMF問題への注目が高まる

その晩、フロリダ州マデイラ・ビーチ出身のビジネスマン、デイヴィッド・レナードがCNNの『ラリー・キング・ライヴ』に出演し、携帯電話業界を告訴すると宣言した。彼の説明によると、33歳の妻スーザンが7か月前に脳腫瘍で亡くなったという。死に至ったその病には携帯電話の使用が直接関係しているというのが、彼の言い分だった。ほんの4年前、妊娠したスーザンはレナードから携帯電話を譲り受け、そのワイヤレス機器を使いはじめた。妊娠中はいろいろと珍しい合併症にかかったが、やがてスーザンは健康な赤ん坊を予定より6週間早く出産した。彼女がMRI検査を受け、腫瘍が見つかったのはそのときだ。

キング：いつ考えはじめたのですか、「これは携帯電話に関係がある」と？

レナード：最初のMRIを見て、腫瘍の場所を見たときだと思います。どうやらアンテナの真横の位置にあって、腫瘍はそこから内向きに大きくなっているようでした。

レナードが見せたX線写真は注目させずにおかないものだった。腫瘍は彼の妻が電話をあてる頭部のすぐ横に写っていたのだ。携帯電話メーカー、NECを相手どった訴訟を皮切りに、レナードたちは携帯電話への懸念に対する社会の認識を高める活動に乗り出した。「私は［人々が］わかっていないと思う……これがマイクロ波を出す装置だとは」とレナードは語った。そして大胆にも携帯電話とタバコを比較し、ワイヤレス機器もFDA（食品医薬品局）の警告ラベルをパッケージにつけるべきだと、強い信念を吐露した。

携帯電話はその年いちばんのクリスマスギフトだと、キングは明言した。アメリカの携帯電話契約者は、4年前の350万人から1600万人以上にまで増加していた。[25]

危機管理モードに突入した無線通信業界

翌日、レナードの訴訟の見出しが全米各紙の一面に躍った。AP通信は「反携帯電話の使命を帯びた寡夫」がいることを伝えた。[26]「電話会社はがんとの関係と戦う」と解説したのはロイターだ。[27]「女性の死が電話への不安をあおり、がんの恐怖が携帯業界を揺るがす」と書いたのはフロリダの『パーム・ビーチ・ポスト』紙。[28]『サラソータ・ヘラルド‐トリビューン』紙はレナードの訴訟を「携帯電話の恐怖、株式市場に打撃」との見出しで報じた。その記事には「これまで契約者は１日７０００人を超えるペースで増えていたが、潜在顧客はいまや［携帯電話］販売店に厳しい疑問をぶつけ、あるいは購入を先送りしている[29]」。

レナードの訴訟は１９９５年にフロリダ州巡回裁判所で証拠不十分を理由に棄却された。だが、潜在的な危険に具体的な顔がついたことで、世間の関心に火がつく。通信関連株は大打撃を受けた。１月30日には、モトローラの株価はレナードがラリー・キングの番組に出演した前日に比べて20％暴落していた。マッコー・セルラー・コミュニケーションズ（やはり当時の大手携帯電話会社）も同じ期間に15％落ち込んだ。[30] 回避する手立てはなかった。携帯電話業界は広報上の大問題を抱えこんだのだ。

無線通信業界は直ちに危機管理モードに突入した。ワシントンD.C.を拠点とする無線通信業界団体（今日のＣＴＩＡ‐ワイヤレス・アソシエーション）の当時の会長、トマス・ホイーラーは、国民を安心させようと即座に記者会見を開いた。彼は過去40年間の１万件を超える研究には携帯電話と健康被害を結びつける証拠は見られないとの声明を発表した。ここで問題となるのは、ホイーラーがじつはその主張を裏づける科学的研究をひとつも提示できなかったことだ。彼が言及した研究は電子レンジの評価しかしていない。

同じ時期、マサチューセッツ州選出の民主党連邦下院議員エドワード・マーキーが、連邦会計検査院（GAO）に、電話に健康リスクがあるか否か調査するように要請した。さらに彼は携帯電話の安全性について証言を聴くために緊急通信会議を招集する。そして明らかになったのは、製品による健康への影響に関して無線通信業界が市販前の検査も市販後の監視も義務づけられていないことだった。それでもFDAは「携帯電話が有害であるという証拠はない」との声明を発表した。[31] だが、消費者に対して、心配なら通話時間を限定するように勧めもしたのだった。

圧力を感じたホイーラーは、世間の不安を解消するための研究計画に2500万ドルを投じると誓った。ワイヤレス・テクノロジー・リサーチ（WTR）と呼ばれるプログラムが立ちあげられ、FDAの監督下で研究が実施されることになった。著名な疫学者で医学者のジョージ・カーロ博士がこの活動のリーダーに指名された。博士は結局、科学の専門家200人からなるチームを編成し、携帯電話の潜在的危険の検証という課題に取り組んだ。本人の説明によれば、当初はこの役職で成果を挙げたらしく、1994年には誇らしげに、「業界を挙げての対応により、1993年初頭の脳腫瘍との関係に関する根拠のない主張をくじくことに成功した」[32]（レナードの訴訟を指しての発言）と記している（ＥＭＦ問題の政治性を知りたい方は、同じトマス・ホイーラーが２０１３年、オバマ大統領によってＦＤＡ局長に任命されたことに注意されたい）。

貶められたジョージ・カーロ博士の研究結果

５年後の１９９９年２月、カーロがＷＴＲの結果を公表すると、その内容に雇い主である業界は呆然とする。カリフォルニア州でのＣＴＩＡ年次総会で発表された報告によると、カーロは血中に細胞の小核（ＤＮＡの断片）を見つけていた。これは携帯電話からの放射が細胞内で修復不可能なＤＮＡ損傷を引き起こしたことを示すものだ（前述したように、小核とがんには強い関連性があるため、世界じゅうの内科医は血液中に小核が存在するか否かを検査して、がん発症のおそれがある患者を特定する）。

このような結論を無線通信業界は歓迎できない。ＣＴＩＡはカーロへの資金提供を打ち切り、彼と６年間の研究を努めて貶めるという対応をとった。カーロはその後、ＥＭＦ汚染を中心にした公衆衛生の活動家となっている。「いまの私は、無線通信業界が消費者を守るために適切な措置を講じていないことが非常に不満であり、不安である」と彼は語り、こうつづけていた。

どうやら、業界の一部の人々が健康への潜在的な影響を示唆する科学的発見を無視し、ワイヤレス電話は子供を含めた全消費者にとって安全であるという誤った主張をくりかえし、より一層のリサーチを呼びかけ支援することで責任をもって追跡調査をしているという幻想を生み出したようだ。[33]

残念ながら、カーロと彼の研究に対する業界の反応は異例なものではない。むしろ逆で、この反応はもっと大きな傾向を暗示している。つまり、業界の大手が科学をビジネスとして使い、生み出された科学的データと、そのまとめ方、広め方、解釈の仕方を操作する際の、核となる方法を示しているのだ。生体や健康へのＥＭＦの影響を研究する科学は費用がかかるため、多額の資金援助が欠かせない――その資金を研究対象の製品を扱う業界が提供する。研究資金をコントロールすることで、業界はきわめて重要な公衆衛生問題に関する、一般に公開されるデータを大きく左右するのである。

カーロは顕著な例のひとつにすぎない。もうひとつの例に、ヘンリー・ライ博士のものがある。

ヘンリー・ライ博士に対する〝戦争《ウォー》ゲーム〟

非電離EMFによるDNA損傷を実証したヘンリー・ライとナレンドラ・シン両博士の研究（2章参照）からほぼ20年、この間、ピア・レビューされたいくつもの研究によってその結果は支持されてきた。だが、非電離EMFは生体には無害とするのが常識的な考えだった当時、その発見のニュースはまだ草創期にあった携帯電話業界に大きな反響を呼んだ。皮肉にも、ライの説明によれば、ふたりは物議をかもすとはまったく予期していなかったらしい。それどころか、ライとシンは研究中、携帯電話のことを考えてもいなかった――彼らはもっぱらレーダーによる無線周波曝露の健康への影響に取り組んでいたのだ。

にもかかわらず、ライの信用を落とし、財源を断ち、解雇させる企ては実行された。いま振り返れば、その活動が計画的なものだったとわかる。モトローラ（当時世界第二位の携帯電話メーカー）から流出し、『マイクロウェイヴ・ニューズ（*Microwave News*）』誌に発表された社内メモによると、モトローラの重役陣はライと彼の研究を「戦争《ウォー》ゲームで打ちのめした」と考えていた。

DNA鎖切断に関する研究の発表後、NIH（国立衛生研究所。ライの研究資金の提供元だった）に匿名の電話があり、ライが助成金を認められた対象外の研究にその資金を使っていると伝えられた。NIHは調査の結果、その申し立てを却下している。[34] 嫌がらせは受けたものの、研究をつづけたかったライは、CTIAのWTRプログラムに申請し、資金提供を受けることになった。だが、その補助金の条件と運用方法は常軌を逸しており、失望したライは『マイクロウェイヴ・

ニューズ』誌に寄せた公開書簡で懸念を表明し、WTRの研究プログラムの「無秩序な腐敗と欺瞞の一貫したパターン」を嘆いた[35]。

これを受け、CTIAはワシントン大学（ライとシンはその教員だった）の学長宛に何通も書状を送り、ふたりの解雇を求めた[36]（当時私はライを支持する手紙をワシントン大学に送った者のひとりだった）。ふたりは職にとどまったが、やがて研究資金は枯渇し、1990年代後半、ライはヨーロッパに資金源を探しはじめ、のちにこう説明している。「過去30年、米国はこの分野では最先端だった。［しかし］いまは第三世界の国だ。まったく研究をしていない[37]」。

ライの信用を落とし、資金源を断つことはモトローラの戦略の一環だったが、そのプランにはほかにも重要な側面があった。モトローラのライとシンに対する「戦争ゲーム」の第二部は、カリフォルニア州ロマリンダのロス・エイディ博士の研究所を拠点とする研究者、ジェリー・フィリップス博士が関与したものだった。

モトローラによって改変されたジェリー・フィリップス博士の論文

1990年代前半、携帯電話のEMFへの曝露による健康への潜在的影響を示す研究の登場を危惧し、モトローラは自社の後援による研究を実施するため、フィリップスに資金を提供しはじめた。フィリップスはそれまで数年間、米国エネルギー省からの補助金をもとに、送電線や電気配線に関連した60Hzの電磁場に健康への影響がある可能性を調査していた。新たに研究資金を得たフィリップスは、さらに高い周波へと研究の幅を広げた。

ライとシンが革新的な研究結果を発表したときにはこの出資はすでに準備されていたため、モトローラはフィリップスに連絡をとって（フィリップスの弁によれば）「その研究にひねりを加え」、モトローラにとってより好ましいものにするよう依頼した。[38] フィリップスは断ったが、同様の実験をしてライとシンの結果を再現できるか確かめることを申し出た。モトローラは資金を提供し、研究がはじまった。フィリップスは自身のチームがライとシンの成果を正しく再現する研究を実施できるよう、まず研究助手2名をライの研究室に派遣し、ライの手法を習得させた。

当初、フィリップスとモトローラは「非常に親密な」関係だった。「しかし、それも彼らの気に入らないデータが出てくるまでのことだった」とフィリップスは語っている[39]——つまり、ごくわずかな期間、ということだ。フィリップスが発表用にそろえた最初のデータ群は、がん原遺伝子（発がん性になる可能性のある正常な遺伝子）へのマイクロ波曝露による生物学的影響を示すように見えた——フィリップスが以前の60HzのEMFでの研究で観察したのと同様の作用である。そしてその論文の草稿には、健康への影響の可能性ががん原遺伝子の変化によって示されることが記された。するとモトローラの研究部門の責任者、メイズ・スウィコード（モトローラに来るまえの勤務先は米国食品医薬品局だった）[40]がフィリップスに、その記述を変えてもらいたいと要望を伝えてきた。フィリップスは断った。ところが、『生体電磁気学』誌に掲載された論文を見ると、その箇所は変更され、スウィコードから伝えられたモトローラの要望どおり、研究結果の生理学的意味に疑問を呈するものになっていた。モトローラはフィリップスの文書を本人の同意を得ずに編集し、自社の不利にならない分析を添えてデータを提示したのだ。

その後まもなく、フィリップスはモトローラに対し、ブリティッシュコロンビア州ヴィクトリアで開催される生体電磁気学会の年次総会でモトローラの出資による研究の成果を発表する許可を求めた。データは無線周波に曝露した動物のＤＮＡ損傷率に関するものだった。モトローラ側は、発表するには大幅に記述を変えなければならないと言ってよこした。モトローラは「たとえば、同じ摘要のなかでＤＮＡ損傷と無線周波の電磁場に言及することを嫌っていた」[41]。皮肉だったのは、フィリップスのデータが無線周波への曝露によってＤＮＡ損傷率が低下すると示していたことだ。だが、エイディ（フィリップスの上司）によるのちの説明によると、モトローラは「携帯電話が生体作用をおよぼすように見える証拠」はすべて嫌がっていたらしい[42]。何かしら健康への影響を示すデータはどれもモトローラにとって心配の種だった。

モトローラによるさらなる圧力

1997年には、フィリップスは研究を完了していた。無線周波の放射への曝露はDNA損傷を増加させる場合もあれば、減少させる場合もある、というのが彼がチームとともにたどり着いた結論だった。この研究結果をモトローラに提出すると、またもスウィコードから連絡があり、データ中の見た目の不一致について話し合いがもたれた。この結果は混乱している、あるいは矛盾しているように映るかもしれないが、じつは理にかなっているのだとフィリップスは説明した。「小さなDNA損傷の場合は、修復機構が刺激されるため、修復がおこなわれて実質的に減少することもある。しかし、修復機構が凌駕されれば、増加する」のがDNA損傷だ。[43]このため、比較的弱い電磁場は、より大量の、あるいはより長時間の曝露の場合とは異なる結果を生じさせることがある。

そう説明しても、スウィコードは研究を続行するように求め、結論を発表するまえにもっとデータを集めるようにと、さらに出資を申し出た。フィリップスは固辞した。「ノー、と私は言いました。この研究は終わった。これまで25年以上研究してきた。ひとつの研究が終わったら、それくらいわかる。このまま結果を発表したい[44]」。エイディからモトローラの要望に応じるよう強く勧められ、そうしなければキャリアに傷がつくと指摘された。今度もフィリップスは聞き入れず、1998年11月、学術誌『生物電気化学および生物エネルギー学（*Bioelectrochemistry and Bioenergetics*）』に研究結果を発表した。

エイディの警告どおり、これでモトローラの出資によるフィリップスの研究は終わることとなった。残念だったのは、同じ時期にエネルギー省からの助成金も打ち切られ、研究室運営のスポンサーを失ったことだ。フィリップスは研究職を離れることを選び、妻とともにコロラド州に移住、現在はコロラド大学コロラド・スプリングズ校で健康科学学習センター長を務めている。2009年には、フィリップス、ライ、シンが連名でDNAへのEMFの影響を検証する共同論文を『病態生理学』の特集号に発表した。[45]

"よりよい結果"を求めておこなわれる変更と調整

フィリップスの研究結果の公表を止められなかったモトローラは、その後、もっと好ましいデータを提供する研究者たちに資金の提供先を移す。コロラド州のラジオ局KGNUで発表された公式声明で、モトローラの代理人はこう説明した。「モトローラはフィリップス博士が公表した研究結果に関して別の研究所に追跡調査を依頼した。その研究およびその他の研究では博士の結論を追認できていない」。

モトローラから助成金を受けた研究所のひとつは、ワシントン州リッチランドにあるバッテル・パシフィック・ノースウエスト国立研究所だった（その保険部門の主任研究員、トマス・テンフォード博士は１９９６年に「暗黒時代に戻らずして安全性を考慮するのは限界がある」と語っている）。[46] バッテルはフィリップスやライとシンが報告した結果を再現できなかった。[47] その後おこなったほかの研究で、無線通信業界の主張に裏づけを与えている。そのひとつがＥＭＦ曝露と乳がんを結びつける妥当性に異論を唱えた研究だ。[48] バッテルはまた、遺伝子発現へのＥＭＦ曝露の影響に関して、私の同僚リーバ・グッドマン博士の研究結果（１章参照）に反するデータも発表している。[49]

競合する科学的研究の一見矛盾した結果を解釈する際、真実を偽って伝えるにはデータを改竄するまでもないと知っておくのが肝心だ。たとえば、バッテルのグッドマン博士に対する反論のケースでは、バッテルによるグッドマンの研究の「反復」が実際は反復ではなかったことが明らかになっている。双方の研究で使用された特定の細胞（ＨＬ60細胞）は供給元が異なり、増殖特性も相当に違っていた。細胞の供給源といった一見取るに足らない、見過ごしやすい細部が原因で実験間に差が生じたといえる。結果的に、どちらの研究もデータは適正に報告されたが、グッドマン博士の結論が機能する細胞に基づいていたのに対し、バッテルの結論は大きく機能が損なわれた細胞がベースとなっており、資金源の好みに合致してはいても、妥当ではなかった。

この例が示すように、科学的研究の設計に些細と思える変更や調整を加えるだけで、いとも簡単に結果を大きく左右することができる。ここで挙げているような研究はきわめて複雑であり、そこには夥しい数の変数がからんでくる。調べる細胞の選択、電磁周波数、曝露の期間、すべての発生源からの累積曝露は、そんなファクターのごく一部だ。科学的手法の精度、安定したコントロール・グループの作成といった、手続き上考慮すべき点もある。

しかも以上は研究そのものに関与する変数にすぎない。データの解釈についてもまた別の複雑さがあるのは、フィリップスがDNA損傷率をスウィコードに説明したいきさつで見たとおりだ。フィリップスのデータが一見どっちつかずの結果を示していたことを思い出してほしい――一部の曝露はDNA損傷を増やし、一部の曝露はDNA損傷を減らしていた。だが、これについては完全に妥当な科学的説明が可能だ。このような複雑さがあるため、研究の前提や手法の小さな変更でさえ、見かけ上の矛盾につながりやすい。

研究結果にあらわれる見かけ上の矛盾

この外見上の矛盾は些細に思える研究方法の違いから生じることもある。たとえば、199

7年、オーストラリアのグループが携帯電話の放射に曝露したマウスを研究し、リンパ腫（血液のがんの一種）の発生率が著しく増大したと報告した。[50] それから数年後、別のグループがこの研究の複製を試みた。だがその結果、「どの曝露レベルでも曝露したグループと曝露を擬装したグループのリンパ腫発生率に有意な差はなかった[51]」。

一見、ふたつの結果は矛盾していると思える。だが、よく調べると、実はそうではないとわかる。最初の研究では、研究者たちはマウスを手で扱わなかった。ふたつめの研究では、最初の研究の条件を複製したはずだったが、マウスを手で扱った。マウスを手で扱うことは疾患の一因となるストレスの一種だと知られて久しい。ふたつめの研究では、曝露したマウスとコントロール用のマウスの両方が環境ストレスにさらされ、その結果、両グループともがんの形成が促進された。「コントロール」グループのがんが増えたため、ＥＭＦグループのほうが大きく増加したにしても、有意なレベルは下回ったわけだ。ふたつめの研究は最初の研究の複製をめざしたのだろうが、実際そうはなっていない。手の使用を加えたことは瑣末な要素に思えるかもしれないが、この事例では結果を左右する決定的要因となった。

一方、このような研究の矛盾した結果が偶発的ではなく、意図的な場合もある。フィリップスの説明によれば、「一部の科学者は、この分野では思いどおりの作用が生じるように実験を設計できることを知っている……やろうと思えば、確実になんの作用も示さない研究を設定することだってできるのです」。それこそモトローラがつぎに着手したことだ。フィリップスはこうつづける――

モトローラは結果を買収してきた。つまり、私は彼らが何百万ドルもの資金を提供している研究所をいくつも知っているし、そういう研究所がつぎつぎに研究を発表して、こう訴えてきたのです。ライとシンは間違っていたと。ほら、この研究所も間違っていた。ほら、フィリップスは間違っていた。みんな間違っているのです。モトローラに雇われた人たち以外は。[52]

出資者の希望に合致した結果を生み出す研究

モトローラ出資の研究にもうひとつ、セントルイスにあるワシントン大学のジョゼフ・ロティ・ロティとロバート・マリヤパ両博士によるものがある。1997年、ロティ・ロティとマリヤパはモトローラの後援を受けた研究の結果を学術誌『放射線研究（*Radiation Research*）』に発表した。それによると、835MHz、847MHz、2450MHzのマイクロ波放射に曝露しても、培養細胞のDNA鎖切断は増えなかったらしい（ふたりはそれぞれ、マイクロ波放射に曝露したラットの脳内にはなんの変化も見つからなかったと主張している）[53]。当然、ライとシンはその主張に異議を唱えている。

前述したように、フィリップスがライの研究を複製して結果を再現できるか確かめようとしたとき、最初にやったのは、助手をワシントン州のライの研究室に派遣し、研究の詳細をすべて習得させることだった。それが科学実験の複製の精度を高める望ましい手順だ。ロティ・ロティはこれをやらなかった（バッテルもやっていない）。ロティ・ロティが研究で用いたのは、〈コメットアッセイ〉という（ＤＮＡ鎖切断率を測定する）手法のなかでも、ライとシンが使ったのとは別の変種だった。ライもシンも、ロティ・ロティが使った手法では無線周波放射によるＤＮＡ損傷は検出できないと説明している。いずれにせよ、ロティ・ロティの研究はライの仕事を疑う根拠にならない――ロティ・ロティの研究は実際にはライの研究と同じ条件と手法を再現していないからだ。ロティ・ロティとマリヤパは故意に別のものを検証していた。そして、その意図がなんであれ、彼らは出資者であるモトローラの好みに合致した結果を生み出したのだ。

ロティ・ロティの研究や、携帯電話の放射に曝露したマウスのリンパ腫に関するふたつの矛盾した研究から、研究の設計の仕方――分析する実験（検査）データの選択やその収集方法など――の重要性が浮き彫りになる。それは疫学的研究ではさらに重要だ。研究の設計方法が疫学的研究の結果を左右する例は、有名で引用されることの多い、携帯電話使用の健康への影響を調べた２００６年のデンマークでの研究に見出される。

2006年のデンマークの研究

この研究は広範にわたるものだった。デンマークの独特な医療制度と携帯電話ネットワークを背景として、全人口を網羅し、1982年から1995年にモバイル機器を使いはじめた42万95人の被験者の携帯電話使用を追跡している。携帯電話使用歴がもっとも長い被験者たちの場合、携帯電話の放射に初めて曝露してから21年におよぶ健康履歴が調べられた。このタイプの研究としてはきわめて長期間である。ある種のがんは10年から25年をかけて形成されるだけに、この点は重要だ。

この包括的なデータ群を分析し、研究者たちはこう結論づけた。

短期ユーザーと長期ユーザーのいずれにおいても、腫瘍のリスクと携帯電話の使用に関連がある証拠は見つからなかった。また〔統計的精度の高いわれわれのデータは〕がんのリスクと携帯電話使用とのあいだに大きな関連性はないと考える証拠となる。[54]

この研究の範囲の広さ、そして明快な分析を自信たっぷりに伝える研究者たちの様子から、この結果は無線周波／マイクロ波放射を発がん性と考える人々の主張に大きな疑問を投げかけると思われるかもしれない。あいにく、カーロ博士〔この章で先に述べたが、ＣＴＩＡのＷＴＲプログラムを指揮し、業界から提供された２５００万ドルの資金を無線周波／マイクロ波放射の科学的研究に投じた人物〕によれば、そうではない。「この研究は通信業界の出資によるもので、どう見ても、ポジティブな、低リスクという発見がなされるようにつくられている」。カーロの説明では、この「デンマークのコホート研究〔特定の要因に曝露した集団と曝露していない集団を一定期間追跡し、疾病の発生率などの評価項目を比較する調査研究〕は、疫学的に予定どおりの楽観的な結果が生まれるように設計されたものだった[55]」。

疫学的研究の結果を左右する意図的な誤り

デンマークの研究による発見をもっと詳しく検証すると、研究者たちが携帯電話ユーザーを週に１度は携帯電話を使う人と定義したことが明らかになる。カーロが語っているとおり、「このグループから携帯電話に関連したがんのリスクを見つけるのは、タバコを週に１本吸う人たちから肺がんのリスク増大を特定するようなもの――干し草の山から針を見つけるのに近い」。彼らの分析には実際の使用時間に関する説明もないが、１９８０年代と１９９０年代の使用時間は、現在はおろか、この研究が発表された２００６年に比べてもずっと短かった。この調査の期間中、42万95人の被験者は平均すると週に17分から23分間、携帯電話を使用していた（それに比べて、現在の平均的なアメリカ人は毎日もっと長い時間、携帯電話で通話する）。猛烈な携帯電話反対派にさえ、デンマークの研究に見られるごく短時間の使用を心配する者はほとんどいないだろう。

42万95人の被験者のほかに携帯電話の契約者は20万人以上いたが、彼らは個人情報を入手できない法人顧客のため調査対象からはずされた。これは概算で30％もの潜在的被験者を失ったというだけではない。最大のヘビーユーザー層といわれるグループを逃した（とくに１９８０年代と１９９０年代は、携帯電話がまだ珍しく、非常に高価な機器だっただけに）ことでもある。さらに、それにもまして研究結果の特性を大きく変えたのが、この法人ユーザーたちをコントロール・グループに分類したことだった。「言い換えると、この最大のヘビーユーザーたちは携帯電話を使用しないものとして扱われた。5月のＩＡＲＣ（国際がん研究機関）の会議に関する報告に、バーン（ＩＡＲＣの客員研究員）は、そのために『曝露の評価に相当な誤分類が生じたのかもしれない』と書いた。研究に大きなバイアスがかかっていることの賢い言い方だ[56]」。

カーロはほかにも欠点を指摘してこの研究を批判しているが、レナート・ハルデル博士も『オックスフォード・ジャーナル・オブ・メディシン（*Oxford Journal of Medicine*）』に発表した論文で瑕疵《かし》を挙げている[57]。たとえば、コードレス電話ユーザー（その電話の無線周波／マイクロ波放射に曝露する）でも携帯電話を使わない人は、この研究では「非ユーザー」に分類されていた。ところが、こうした設計上の根本的な欠点は、この研究が世界じゅうで報道される妨げにならなかった。米国では、ウェブ版〈CBSニュース〉が「携帯電話にがんのリスク見られず」との見出しでこの研究を報じた。[58] 同じく〈USAトゥデイ〉は「デンマークの大規模な研究により、携帯電話はがんを引き起こさないことがつい先日にも再確認される」と結論を下し、[59]〈サンホゼ・マーキュリー・ニューズ〉はこんな書き出しの記事を載せた。「携帯電話はがんの原因になるか？　携帯電話ユーザー42万人を追跡したデンマークの研究者たちによれば、ノーだ」。[60]

"助成金バイアス"というからくり

モトローラのような企業を含む民間産業と、その代理を務めるCTIAのような業界団体は、これまでEMFの問題に関する相当な量のリサーチに出資してきた。というより、いまや米国におけるこの種の研究に出資するのは基本的に民間の財源しかない（ヨーロッパは事情が異なる）。ジーン・ソーベル博士は、EMFとアルツハイマー病の関係について「強力な疫学的証拠」があると結論づけたが、「資金提供を受けずにこの手の研究をするのはほとんど不可能だ」と語っている。[61] また、すでに見たとおり、民間の資金は結局、無線通信業界にとって有利な結果を生み出す研究者に提供されがちだ。ライが言うように、「からくりは資金提供にある……飼い主の手を咬んではならない。そのプレッシャーはじつに強烈です[62]」。

結果として、EM放射への曝露の生体作用に関する科学研究には、大きな〈助成金バイアス〉がかかっている。つまり、研究結果が出資者の利益と一致する傾向がある。科学と公衆衛生という複数の領域における助成金バイアスの影響を分析した研究は少なくない。クリスティーナ・ターナー博士はタバコと認知能力を調査した91本の論文を検証し、こう結論づけた。「タバコ業界からの支援を認めた科学者は概して、ニコチンや喫煙が認知能力を向上させると報告したのに対し、タバコ業界からの財政援助を申告していない研究者は結論がもっと割れていた[63]」。

プラスチック製品に使われる化合物ビスフェノールA（BPA）をめぐる議論に関して、『ワシントン・ポスト』紙はこう報じていた。「政府の出資で独立科学者が実施した100件を超える研究の90%以上で、少量のBPAに健康への影響が見られたが、化学業界の資金による2ダースに満たない研究では、なんの影響も見られなかった[64]」。また、製薬業界の薬品試験に関する研究の検証によると、「企業の出資による試験は、ほかのスポンサーに資金提供された研究に比べ、試験薬に有利な証拠が4倍見つかりやすい……結果として、発表された試験をもとに医薬品の有益さと害について信頼に足る評価を下すのはほぼ不可能である[65]」。

これと同じ助成金バイアス作用――資金提供を受けた研究者によって資金源の利益に合致し

た科学的結果が生み出されること——が、ＥＭＦの科学でも再三見られてきた。１９９０年以降、ライは無線周波放射の人間の健康への影響に関する世界じゅうの研究を追跡してきた。彼のデータベースにはそうした実験が数百件収められている。うち約30％は無線通信業界の出資による研究で、70％はおそらくもっと独立した、ほかの資金源によるものだ。業界出資の研究のうち、27％は無線周波への曝露が人間に生体作用をおよぼしたことを示していた。対して、独立した資金の研究は68％がその作用を見つけていた。[66] ライの説明によれば、「いまも多くの研究が単に業界のＰＲの道具としておこなわれている」。[67]

同様の結果は、携帯電話の放射による健康への影響を扱った研究59件のアンケ・フス博士の検証でも示されている。業界の出資による研究は、公共あるいは慈善団体を資金源とする研究に比べ、健康への影響は見られないとするものが9倍も多かった。[68] また、公的機関（政府など）の出資を受けた研究の82％と、業界と公的機関の合同資金による研究の71％は、無線周波への曝露から健康への影響が生じたと報告していた。業界の資本による研究の場合、その関係を示したのは33％にすぎない。[69] フスはＥＭＦ曝露による生体作用の科学研究について、こう結論づけている。「業界のみの資金による研究は結果の報告数がもっとも多かったが、統計的に有意な結果はもっとも少なかった」。[70] その後２０１０年には、携帯電話の使用と腫瘍のリスクが関連している可能性を調べた症例対照研究《ケースコントロール》23件を、カリフォルニア大学バークレー校のジョエル・モスコウィッツが検証し、つぎのような結論を下している。「質の高い研究10件に電話の使用と腫瘍リスクとの有害な関係が見つかった。質の低い研究は、科学的な最良の実践《ベストプラクティス》の水準を満たせず、主に業界から資金提供を受けていた[71]」。

こうした検証から明らかになるのは、利益を守るための科学を用いた戦いで無線通信業界の戦術がまたひとつ奏功したことだ。ＥＭＦの健康への悪影響を示唆する結果を発表する科学者たちを攻撃して資金援助を撤回し、利益を維持するのに好都合なデータを生み出す別の研究者たちに出資先を切り替えると、業界はつづいて研究を単純に数えあげ、その結果を簡単なスコアボードとして一般に公開する。ＣＴＩＡの広報部長、ジョー・ファレンの説明によれば、「公式の予防策はすべて科学に基づいていなくてはならない。研究の大半は健康への影響はないことを示してきた[72]」。言い換えると、自分たちのほうが科学を味方につけている。したがって、携帯電話は安全だ、ということだ。この潤沢な資金に基づくメッセージ発信が世間の論調を左右してきた。たとえば、２０１２年4月に英紙『テレグラフ』は、こう請け合っている。

> 2年前、〈インターフォン〉研究［次章で詳述］では、もっとも頻繁に使用する層は一般的な脳腫瘍である神経膠腫発症のリスクが40％増大する可能性があると報告された。だが、大半の研究ではそのような関連性は見つかっていない[73]。［傍点著者］

あからさまな利益相反によって、ＥＭＦの健康への影響の検証が公開されにくくなることもある。米国ＦＤＡ（食品医薬品局）とモトローラのどちらにも所属したメイズ・スウィコードの例で見たように、無線通信業界と政府の規制機関は行き来しやすい回転ドアでつながっている（スウィコードはモトローラ在職中、生体電磁気学会の会長に選出され、ＥＭＦによる健康被害の可能性に関する研究を中止するよう主張した）。だが、ときにそのドアは回転するどころか存在すらしていない。

ＷＨＯの政策を左右したかもしれない利益相反行為

アンデシュ・アールボム博士はスウェーデンにあるカロリンスカ研究所の疫学教授だ。博士は最近まで、影響力の大きな、尊敬を集める科学者で、携帯電話の健康リスクに関する意見を国際非電離放射線防護委員会（ＩＣＮＩＲＰ）や世界保健機関（ＷＨＯ）、スウェーデン放射線防護機関、欧州連合（ＥＵ）などの機関から広く求められていた。

２０１１年、アールボムはＷＨＯの国際がん研究機関（ＩＡＲＣ）が組織する専門家パネルの委員を務めることになった。だが、そこでスウェーデンのジャーナリスト、モナ・ニルソンがアールボムは兄弟のグンナールと並んで、電気通信業界の複数企業を支援するロビー会社のオーナー兼取締役であることを発見する。アールボムの顧客には、世界的な通信大手エリクソン（2011年当時、そのネットワークは世界の携帯電話による全通話の40％を処理していた）[74]や、スウェーデンの携帯電話事業者テリア・ソネラなどが含まれていた。IARCはアールボムのような専門家を招く際、そうした関係を開示するよう求めるが、アールボムは明らかにしなかったのだ。[75] IARCは事実上、アールボムのパネルへの招聘を取り消した。それからまもなく、アールボムはスウェーデン放射線防護機関の職を辞す。アールボムの利益相反行為の疑いに関する調査が開始された数週間後のことだった。

このような開示されなかった利益相反が厳密にどこまで政策を左右したかは、なんとも言いがたい。すでに述べたとおり、アールボムは一目置かれた専門家で、世界じゅうでモバイル機器に対する規制を確立する際に無視できない権威ある地位に就いていた。本人の言葉からも、どんな影響力をもっていたかをうかがい知ることができる。2011年のインタビューで、アールボムはこう言ったらしい。「携帯電話の放射が脳腫瘍の原因となる確率は低い……少なくとも10年から12年間の使用については［携帯電話の使用と脳腫瘍のあいだに］なんの関係もないとわれわれは確信している……それから、まだ研究されていない分野もある。たとえば、児童や青少年の携帯電話使用。しかしながら、これについてもなんらかのリスクがあると信じる根拠はない」[76]（11章で述べるとおり、子供のほうがEMF曝露によるリスクは高いだけに、この最後のコメントは悪質だ）。

アールボムがＩＡＲＣ（ＷＨＯの一部門）を離れてまもなく、ＷＨＯはマイクロ波放射を発がん性のクラス２Ｂに分類することを採決した。つまり、マイクロ波放射とがんを結びつける証拠はあるが、決定的なものではない、ということだ。ただ残念ながら、アールボムは科学的研究に混乱と歪曲をもたらす極端な利益相反の一例にすぎない。

２００２年、スウェーデン放射線防護機関は非公開会社である国際疫学研究所（ＩＥＩ）のジョン・ボイス・ジュニアとジョゼフ・マクラフリンの両博士に、携帯電話の使用とがんに関する発表ずみの疫学研究の結果を検証するように依頼した。そしてボイスとマクラフリンが下した結論は、脳腫瘍や唾液腺がんのリスクが携帯電話の使用によって高まるという一貫した証拠はないというものだった。だが、このふたりは検証対象となった一部の研究の著者であると言及する義務を怠っていた――その研究が携帯電話の放射と特定の種類の腫瘍のあいだに相関関係はないと示しているのだ。ボイスとマクラフリンはさらに、雇用主であるＩＥＩが携帯電話と脳腫瘍のからんだ訴訟（ニューマン対モトローラ社、２００２年）にモトローラの代理として関与していることを開示する義務も怠っている。[77]

無線通信業界が莫大な資金をメッセージ発信に投じることに加え、その根底にある科学はきわめて複雑で、煙に巻くのは簡単という面もある。おかげでたいていの人（判事と陪審員も含む）にとって、情報を解釈するのは至難のわざだ。メディアを通じて一般の認識と戦うために人を欺く科学をつくりあげることは、業界の科学との戦争における前線となっている。そしてカギを握るもうひとつの戦いは、収益性を損ないかねない政府の規制を防ぐための戦闘だ。こちらの前線でも、無線通信業界は驚異的な成功をおさめてきた。

無線通信業界が規制との戦いで勝ち取ったもの

この章で先に述べたように、EMFと携帯電話の放射の健康への影響に関するEPA（環境保護庁）の研究は1990年代に財源を断たれた。これは無線通信業界がいかに連邦政府による規制の方向性を左右できるかを示すひとつの例にすぎない。1998年（無線通信業界が初めてロビー活動費の開示を求められた年）から2005年にかけて、

この国のメディア・通信業界の最大手8社、その親会社、そして3つの業界団体は、コモン・コーズ〔リベラル派のNPO〕がおこなった連邦記録の分析によると、4億ドル以上を政治献金とワシントンでのロビー活動に投じてきた。ベライゾン・コミュニケーションズ、SBCコミュニケーションズ、AOLタイム・ワーナー、ゼネラル・エレクトリック／NBC、ニューズ・コーポレーション／フォックス、バイアコム／CBS、コムキャスト、ウォルト・

ディズニー・カンパニー／ABC、そして全米放送事業者協会（NAB）、全米ケーブル電気通信協会、全米電気通信協会は、1997年以降、総計ほぼ4500万ドルを連邦関連の政治献金に費やした。この8社と3つの業界団体はさらに、ロビー活動費の開示が初めて請求された1998年以降、3億5800万ドル以上をワシントンでのロビー活動につぎこんでいる。[78]

規制との戦いで無線通信業界が手にした最大級の勝利に、1996年の電気通信法（TCA）がある。これはロビー活動費の開示が要求されるまえのことだったが、伝えられるところでは、無線通信業界は5000万ドルを投じてその内容に影響をおよぼしたらしい。[79] そこには704項として、健康上の懸念を理由とする携帯電話基地局の設置制限を禁じる文言が含まれている。

その結果、EMF規制をめぐる今日の戦いの多くは、州や地域のレベルで起きている。2011年、カリフォルニア州科学技術審議会（CCST）は専門家に同審議会作成の『スマートメーター・レポート（*Smart Meter Report*）』について意見を求めた。このレポートは、無線周波通信を使って電力使用の詳細を電力事業者に報告する、普及しつつある新世代の電力計に関するものである（連邦通信委員会はスマートメーターを携帯電話と同じく安全なテクノロジーに位置づけている）。そこではスマートメーターに健康上のリスクはないと結論づけられていた。

興味深いのは、その最終報告（APをはじめ、メディア各社が報道の根拠としたもの）に、CCSTが打診したはずの専門家の所見など、多くのコメントが収録されなかったことだ。無視されたコメントのひとつは、つぎに挙げるカイザー財団研究所のデクン・リー博士のものだった。

非熱作用に関する無線周波曝露の安全レベルは現時点では不明であり、非熱作用の面で安全な機器であると主張する者は無知か欺瞞しているかのいずれかである。[80]

もうひとつ収録されなかったのは、さらに具体的なカリフォルニア大学サンタクルーズ校のダニエル・ハーシュ博士のコメントだ。

［このレポートの］推定値はいくつか間違っているようだ。とくに重要なエラーのうちふたつを修正すると……スマートメーターから3フィート〔約90センチメートル〕離れた場所での累積全身総曝露量は、携帯電話の場合に比べて2桁小さいのではなく、おおよそ2桁大きくなると思われる。[81]

こうしたコメントがCCSTから要請されながら報告書に収められなかった理由ははっきり

しない。理由はともあれ、結果は明白――スマートメーターは安全であるとの結論に異議を唱える専門家のコメントは、テクノロジーの規制に影響をおよぼす州レベルの報告書から削除された。

カリフォルニア州でのもうひとつの例は2010年、サンフランシスコがすべての店舗に全携帯電話の価格とともにSAR（比吸収率）も表示するよう義務づける全米初の都市となったときのものだ。消費者に各機種のEMF放射レベルの情報を提供するわけで、これは賢明な政策措置に思える。そもそも、携帯電話メーカーはSARを開示しなければならない。この法律はその情報をより目立つように表示することを強制するものだ。残念ながら、これは実現しなかった、とギャヴィン・ニューサム市長は語っている。「ワシントンのロビイストたちは、『核の選択肢〔強硬策〕』を行使して『猛烈な』怒号を浴びせるつもりだと明言していた」[82]。一例としてニューサムは、ホテルチェーンのマリオットから送られてきた書簡を挙げている。

CTIA‐ワイヤレス・アソシエーションは、2010年10月に当ホテルで大きな会議を開催する予定ですが、今回の法制化が進められた場合はそのイベントをキャンセルしたいとの連絡が届いております。また先方からは、アップル、シスコ、オラクルなど、ご承知のとおり、この業界に深く関与している企業に対し、同じ理由でそちらの市では今後イベントを開催しないよう伝えているとの通告がありました。[83]

法案が通過すると直ちにCTIAは、6万8000人が参加する推定商業価値8000万ドルの年次総会をサンフランシスコから引き揚げると発表した。この経験をニューサムはこう振り返る。

われわれの法案は比較的穏当なものなだけに、疑問が浮かびます。なぜ彼らはあれほど躍起になり、あんな大金を費やしてまで封殺しようとしたのか? 彼らの反応のせいで私の不安は収まるどころか大きくなった。BPみたいなものです〔2010年メキシコ湾原油流出事故におけるブリティッシュ・ペトロリアム社の責任を指していると思われる〕。世界じゅうの株主たちを守るために、必要な措置を踏むべきではないのでしょうか?[84]

繰り返される科学破壊の行為

EMFの危険性について真実を探るひたむきな科学者は数多くいるものの、米国での彼らは絶滅危惧種だ。政府はもはやそうした研究に資金を提供しない。無線通信業界は自らの利益に合致した結果を出す研究に出資し、利益に反する結果をもたらす科学者を攻撃して、その財源を断つ。カーロが語るように、「業界の戦略は好ましい結果が保証される低リスクな研究に出資すること――そして報道機関と国民にそれこそが携帯電話が安全な証拠だと信じこませるのです」[85]。その様子を目の当たりにしたジェリー・フィリップスは、無線通信業界は「科学的な謎を解くことに関心などない、関心があるのは金儲けだ」とくりかえし述べている。[86]

そして金儲けに無線通信業界が秀でているのは間違いない。推定では、2012年第一四半期の無線通信業界全体の純利益は190億ドル――2011年から20％のアップだ。[87]業界がひどく潤っているため、数多くの研究に資金を提供できる――だから携帯電話使用の健康への影響を示す研究の価値をかすませることも可能だ。業界がEMF科学に影響をおよぼす一方、EMFの安全性に関する米国政府の研究プログラムはひとつもない――携帯電話、Wi-Fiネットワーク、スマートメーターなどの新しいワイヤレス技術は急激に増加しつつあるのにだ。

この章で取り上げた多くの例はEMF科学における企業の役回りに関するものだが、軍による研究支援にも同様のものが見られる。アラン・フレイ博士が報告しているが、EMF曝露による血液脳関門の損傷を示した革新的な結果（4章参照）の公表後、スポンサーの海軍研究局（ONR）から、これ以上発表しないように指示され、さもなければ資金を失うことになると言われたという。[88]また、ミルトン・ザレット博士のマイクロ波白内障に関する先駆的研究（これも6章で述べた）は、軍による研究資金提供の停止につながった（このため、ザレットであれ、誰であれ、その結果の再現を試みるチャンスはなかった）。

ジャーナリストのクリス・ムーニーが『アメリカン・プロスペクト（*The American Prospect*）』誌に書いているように、「科学の破壊行為はいまやアメリカの政治の日常となっている……それは政府が物質の規制を少しでも考えるたびに起きているといっていい」[89]。たしかに、つぎの章で見るように、ＥＭＦ科学の破壊行為（とその結果である政府の規制措置の遅れ）は論議を呼ぶ別の製品の歴史を彷彿とさせる——タバコである。

第7章　疑い、タバコから〈インターフォン〉まで

「関連があるという直接の証拠はありません」

映画『サンキュー・スモーキング』（原作『ニコチン・ウォーズ』）の主人公ニック・ネイラーは、並はずれた成功をおさめているタバコ業界のロビイストだ。ところが、予想外の展開から彼のキャリアは台なしになる。そしてすべてを失ったと思えたとき、彼はあることを悟る――自分のスキルを新たな分野の顧客のために使えばいいのだと。映画の結末で私たちが目にするのは、元気を取り戻したネイラーがメディアと世間に向けてつぎのマントラをくりかえすよう重役たちにアドバイスする姿だ。「この問題についてたゆむことなく調査をつづけておりますが、目下のところ、携帯電話の使用と脳腫瘍に関連があるという直接の証拠はありません」。

こうして私たちは、ニック・ネイラーが新たに無線通信業界のロビイストという有望な仕事に就き、タバコ会社に尽くした歳月に磨きあげたのと同じスキル――そしてまさに同じメッセー

ジ――を応用していることを知る。

「ケータイは新しいタバコか？」

携帯電話とタバコはほかのところでも比較されてきた。モーリーン・ダウドは2010年、『ニューヨーク・タイムズ』紙に「ケータイは新しいタバコか？」と題したコラムを書き、携帯電話とタバコを直結させることでワイヤレス通信に関連した重大な公衆衛生リスクへの注目を喚起した。「いまの親が子供たちに、〝信じられないだろうが、タバコや日焼けが身体に悪いとは知られていない時代があったのだ〟と話すように、その子供たちは大きくなったら自分の子供にこう話すのかもしれない。〝信じられないだろうが、電話を頭のすぐ横に抱えて何時間もおしゃべりするのがどれだけ危険か、誰も知らない時代があったのだ〟と[1]」。

同じように、2008年にウェブ版フォックス・ニューズは「研究報告――携帯電話はタバコよりも危険となりうる」と通告し[2]、その3年前にはCNETのモリー・ウッドが「携帯電話業界――ビッグ・タバコ2・0？」という記事を書いている[3]。

このような文化的な言及はふたつの製品の使用による共通の健康リスクを指し示している。だが、無線通信業界とタバコ業界のもっとも顕著な類似点は、それぞれの収益モデルに異論を唱える科学的研究に企業はどう対応してきたか、その方法に関連したものだ。

「疑いこそ、われわれの商品」

お気づきだろうが、ニック・ネイラーは重役たちに携帯電話の使用は無害だと主張するよう助言してはいない。代わりに彼は立証ずみの関係の存在に異議を唱えるよう提案している。つまり、「携帯電話は安全だ」と主張するなということだ。そうではなく、「携帯電話が危険だという証拠はない」と訴える。そしてこれは私たちがたびたび耳にする言葉だ。なかには携帯電話は身体の毒にならないとまで主張する重役もいるが、一般的には、非電離ＥＭＦは発がん性であるという決定的証拠はない、と申し立てることに注目したい。

言い換えると、無線通信業界は健康に悪影響がある可能性への疑いを生じさせる戦略を採用している。残念ながら、この戦略の実績は折り紙つきだ。タバコ業界は数十年わたり、これを使って規制や否定的な通念を退けてきた。大手タバコ会社ブラウン・アンド・ウィリアムソン（Ｂ＆Ｗ）〔ブリティッシュ・アメリカン・タバコの前身〕の重役が、のちに流出した１９６９年のメモに恥ずかしくも書いたとおり、「疑いこそ、われわれの商品である。一般大衆の心のなかの〔喫煙と疾患を結びつける〕『一連の事実』と張り合う最善の手段だからだ。それはまた論争を起こす手段でもある」[4]。

タバコ業界の広告キャンペーン

科学的研究で産業界が演じる役割（前章で述べた例など）はけっして新しいものではない。物議をかもしたさまざまな業界が、製品の安全性を裏づける研究の実施に関与してきた。だが、このような広報上の難問をタバコ業界以上にうまく処理した業界はない。1920年代から1950年代にかけて、タバコ会社は詐欺まがいの、しばしば明らかに虚偽の主張をして、商品は安全であると国民に念を押そうとした。何年ものあいだ、消費者は喫煙の有用性を示す広告を見せられていたのだ。そしてその主張を支えていたのが、単なる喫煙というより、特定の銘柄を吸うことの効用を唱える医師たちの写真である。こうして登場したのが、医師や有名人を巧みに使ってタバコを勧める、大成功をおさめた記憶に残る広告キャンペーンだ。〈どのタバコよりもキャメルを吸う医師が多い！〉という有名なキャッチフレーズのキャメルの広告キャンペーンは1946年にはじまり、8年にわたって雑誌とラジオでくりひろげられた。

歳月をへるうちに（健康への悪影響が表面化するには時間がかかるため）、喫煙の危険性への大きな懸念が浮上しはじめる。そこから規制を求める声が増えてきた。だが、懸念を抱くのは当然だったにもかかわらず、タバコ業界はありとあらゆる制限を防ぐために大がかりなキャンペーンを展開した。

タバコ業界の取り組みのカギを握っていたのは、科学者を雇い、喫煙は本当に危険なのか否かの判定を表向きのねらいとして、一見精密な研究をおこなうことだった。その研究結果からは、明確な判定は下せないことが再三再四にわたって示された。こうした研究を２００８年、科学者で政府の規制担当官だったデイヴィッド・マイケルズが『疑いこそ、彼らの商品（*Doubt Is Their Product*）』にまとめている。マイケルズはクリントン政権下で環境・安全・健康担当エネルギー省次官補を務めた人物だ。マイケルズが鋭く指摘するとおり、業界は健康被害を実際には否定しないまま、それに対する疑いを生み出そうとした。これは規制措置や、企業の活動がもたらす致命的な影響への責任を回避するのにきわめて効果的な戦略だった。業界が研究をおこなったのは事実を突き止めるためではない。疑いをつくり出し、異論をひっくり返してあらゆる行動を妨害するためだった。「疑いや不確かさを助長させる戦略をこれほど効果的に、長期にわたって用い、これほど重大な影響をおよぼした業界はない」とマイケルズは書いている。[5]

「度を越した売らんかな主義の時代が数十年つづいたが、どこをどう見ても間違いだった」と語ったのはスタンフォード大学医科大学院のロバート・J・ジャックラー博士だ。[6] ジャックラーはタバコ業界の狡猾な作戦がよく表れている広告キャンペーンを振り返り、その興味深い調査を〈喫煙車両に咳ひとつなし——タバコ会社が喫煙の危険性を隠すために用いたイメージ（*Not a Cough in a Carload: Images Used by Tobacco Companies to Hide the Hazards of Smoking*）〉と題した展示で紹介した。

一方、科学的証拠は継続的に集められ、喫煙と肺がんに因果関係を見出す初の大規模な研究に結びつく。１９５０年にアメリカの科学者、アーンスト・L・ワインダーとエヴァーツ・A・グレアムが発表した報告で、肺がん患者の96・5％は平均的な喫煙者からヘビースモーカーであることが示された。[7] 皮肉なのは、この研究が発表された『ジャーナル・オブ・ジ・アメリカン・メディカル・アソシエーション（*Journal of the American Medical Association*（JAMA））』誌にはタバコの広告も同時に掲載されていたことだ。ワインダーはその後、またひとつ画期的な研究をおこない、タバコのタールをマウスの背中に塗ると、44％のマウスが1年以内に腫瘍を発症したことを明らかにしている。[8]

それでも広告はつづけられた。１９５２年のチェスターフィールドの広告は、専門医が喫煙者を10か月間観察した結果、「鼻、のど、鼻腔に悪影響は見られなかった」と訴えている。だが同じ年に大きな転機が訪れた。『リーダーズ・ダイジェスト』誌掲載の「カートンでがん《キャンサー》（Cancer by the Carton）」という記事が、タバコの危険性を一般市民に向けて詳しく伝え、波紋を広げたのだ。1年とたたないうちに、タバコの売り上げは20余年ぶりに落ち込んだ。

〝緊急対応〟で消費者を誤解に導く

噂はとうとう国民に届き、タバコ業界は緊急対応を迫られた。科学には科学で反論するのが最善だと彼らは判断する。こうして１９５４年、タバコ業界は「健全な科学」キャンペーンを開始し、タバコ産業研究委員会（ＴＩＲＣ）を創設、これはのちにタバコ研究委員会（ＣＴＲ）となった。その意図は、独立した科学的研究に資金を提供し、公衆衛生は「われわれの事業の何よりも優先される」と明言することにあった。[9]

ＴＩＲＣは多面的かつ多国籍の戦略に着手し、喫煙との関連が立証された危険について消費者を誤解に導く。まさしく電撃キャンペーンで、推定４３００万人のアメリカ人に向けて４００紙以上の新聞に、「喫煙者のみなさんへの率直な声明」と題する全面広告を打った。その冒頭にこう書かれている。

マウスを使った実験に関する最近の報告から、喫煙は人間の肺がんとなんらかの関係があるという説が広く知られるようになりました。

専門の医師たちが実施したとはいえ、がん研究の分野ではこうした実験は決定的とはみなされません。ただし、本格的な医学研究は、たとえその結果が決定的でなくとも、無視したり簡単に退けたりすべきではないでしょう。

その一方、こうした実験の申し立てられた重要性に著名な医師や研究に勤しむ科学者たちが公に疑義を呈しており、その事実に注意を呼びかけることが公共の利益になるとも思うのです。[10]

1950年代、タバコ業界は広告費を大幅に増やし、1953年に7600万ドルだったのが1957年には1億2200万ドルになった。さらにTIRCも1954年だけで94万8151ドルを費やし、これを「1954年緊急予算」と呼んでいた。

これは今日でもつづいている。近年の例を挙げると、2002年、イェテボリ大学環境衛生グループの教授だったラグナール・リランデル博士は、多額の研究助成金と顧問料をフィリップモリスから30年にわたって受け取っていたことが発覚した。彼はその金銭的な関係を雇用主に対して、また発表した複数の論文で開示しないまま、タバコと副流煙による健康への悪影響を低く見積もって否定するデータを提示していたのだ。リランデルはその疑惑をくりかえし認定したが、それも契約書がフィリップモリスの記録庫で発見されるまでのことだった。[11]その後スイスはジュネーヴの裁判所で、リランデルは金銭的つながりを開示する「道義的責任」を果たさなかったことが明らかにされ[12]、最終判決でこう宣告されている。「ラグナール・リランデルが、大学の准教授として活動しつつ、その影響力と信望を利用し、躊躇なく科学を金銭のために使う一方、この公的機関に託された使命を顧みなかったというかぎりにおいて、ジュネーヴはたしかに前例のない科学界の詐欺の中心地だった[13]」。

やがて、大量の科学的証拠には抗しきれず、1964年の米国公衆衛生局長官の報告書でも、喫煙に関連した健康リスクが伝えられた。翌年、米国議会は連邦紙巻きタバコ表示広告法を可決し、公衆衛生局長官の警告をタバコのパッケージにつけることを義務づける。だが、大手煙草会社《ビッグ・タバコ》の活動にとどめを刺すどころか、FDAの警告ラベルは好都合にも法の抜け穴を提供し、企業責任を免じるものとなっていた。このため、業界は引き続き殺人商品を売り、1970年代には「安全なタバコ」の販売を促進し、1980年代には副流煙の規制と戦う。その間も、死者の数は増えつづけた。

内部告発者によって開けた突破口

突破口が開けたのは、タバコ会社B&Wの重役、ジェフリー・ワイガンドが命がけで内部告発者となったときのことだ。1994年の米国議会公聴会でビッグ・タバコの重役8人が「ニコチンに中毒性はない」と宣誓証言するのを見て、彼は自分が語らなければならないと感じた。B&Wの研究開発担当副社長だったワイガンドは、事実はちがうと知っていたのだ。この事件を題材にした映画『インサイダー』に描かれたように、内部にいたワイガンドの証言からビッグ・タバコが故意に世間をだましていたことが明らかになり、最終的には1997年に莫大な金額による和解が導かれる。タバコ会社は喫煙関連の疾患の治療費として3680億ドルを支払うよう命じられた。

ワイガンドの証言は、その後明るみに出た無数の内部文書によってさらに裏づけを得ている——その多くはカリフォルニア大学サンフランシスコ校医学教授、スタントン・グランツが著書『シガレット・ペーパーズ（*The Cigarette Papers*）』で公開したものだ。長年、タバコ業界を批判してきたグランツは1994年、差出人不明の荷物を大学の研究室で受け取った。中身は4000ページを超えるタバコ業界の内部文書で、秘密の送り主の名は「ミスター吸いさし《バッツ》」。この文書を徹底的に分析することで、ビッグ・タバコの詐欺行為の背後にある戦略の詳細が明らかになり、業界は健康上の危険を最初から知っていたことが暴かれた。

ドイツの科学者たちによって喫煙と肺がんの関連性を示唆する最初のデータが提出されてから約80年後の今日、[14]喫煙の健康リスクは一般の人々とメディアにははっきり理解され、タバコの販売と公共施設での喫煙に対する規制が厳しくなり、全米の都市には市内での喫煙について全面禁止令（個人の住居をのぞく）を定めているところさえある。だが、ここまで来るのに長い時間がかかった。疑いを醸成するというタバコ業界の戦略は数十年にわたり、何百万人もが肺がんで亡くなるのをよそに、大きな利益を首尾よく守ったのだった。

無線通信業界はタバコ業界が完成させた戦略本《プレーブック》にならっているのだろうか？　この疑問を解くにあたっては、近年完結した〈インターフォン〉研究を調べるのが有益だろう。

世界13か国で実施された〈インターフォン〉研究

〈インターフォン〉と呼ばれる大規模な研究は２０００年に開始され、２０１２年2月に正式に完了すると（結果の一部はそれ以前に公表されている）、その結果はメディアで大きく報じられた。〈インターフォン〉を企画したのは、世界保健機関（ＷＨＯ）の一部門である国際がん研究機関（ＩＡＲＣ）だ。実際の研究は25の研究機関で13か国にまたがって実施されている。[15]　ＩＡＲＣが各参加機関と資金に関して調整し、エリザベス・カーディス博士を筆頭に21人の科学者からなるＩＡＲＣの〈インターフォン〉国際研究グループ（ＩＩＳＧ）が、研究の進捗やデータの分析・解釈・発表方法を管理した。

〈インターフォン〉の目的は単純明快だった。携帯電話の使用と、携帯電話の放射にもっとも曝露しやすい人体組織における4種類のがんの発症率とのあいだに、何らかの関係が確認されるか否かを見極めることだ。4種類のがんとは、神経膠腫と髄膜腫（脳の腫瘍）、耳下腺（唾液腺の一種）のがん、そして神経鞘腫（聴神経の腫瘍）である。[16]

一般的に、疫学的研究（ある集団における健康問題の研究）では、被験者の数が大きいほど、結果の精度が高くなる傾向がある――被験者の数が少ない場合、結論を引き出すのは勧められない。〈インターフォン〉の場合、その点は問題なかった。データは参加した全13か国の大規模な母集団から収集されている。それどころか、デンマーク、フィンランド、イスラエル、ノルウェー、スウェーデンでおこなわれた研究では各国の全人口がほぼ網羅されていた。[17]〈インターフォン〉は成果報告論文3本、[18]検証研究4件、[19]参加した各研究機関による個別研究36件を送り出した。[20]全体として〈インターフォン〉は、携帯電話の使用と10年以上の曝露期間を申告した被験者における4種類のがんに関する最大の症例対照研究となっている。

この研究では、携帯電話の使用（10年以上の定期的使用を含む）と脳腫瘍（具体的には神経膠腫または髄膜腫）のリスク増大は無関係であることが確認された――ただし、頻繁な携帯電話の使用（ユーザーの上位10％）と、最大で40％増となった携帯電話を使用する側の頭部の神経膠腫発症リスクとのあいだには、なんらかの関連性があるだろう。研究全体の結果はＩＡＲＣの最終報告に要約されている。

全般的に、携帯電話の使用による神経膠腫や髄膜腫のリスクの増大は観察されなかった。曝露レベルが最大の場合、神経膠腫のリスク増大が示唆されたが、バイアスとエラーのために因果関係として解釈することはできない。長期の頻繁な携帯電話使用によって起こりうる影響について、今後の調査が待たれる。[21]

〈インターフォン〉の資金源

いうまでもなく、このような大規模な研究を実施するには莫大な費用がかかる――ＩＡＲＣの２０１０年の報告によれば、１９２０万ユーロ（２０１０年当時のドル換算で約２５５０万ドル）だ。概算でこのうち29％（２０１０年当時で約７４０万ドル）は無線通信業界が資金源で、残りはヨーロッパの公的機関によるものだった（米国政府は〈インターフォン〉に参加しなかった）。モバイル機器メーカーの国際組織モバイル・マニュファクチュアラーズ・フォーラム（ＭＭＦ）と業界団体のＧＳＭアソシエーションが、３５０万ユーロの資金（ざっと２０１０年の４６０万米ドル）を寄付している――国際対がん連合（ＵＩＣＣ）が科学の独立性を保証するために設けた資金提供のファイヤーウォール機構を通じてではあったが。[22]ＩＡＲＣによれば、〈インターフォン〉に出資した各組織は発表前の結果にアクセスできなかったという（それでも、ほかの一部の団体と同様、発表の7日前に論文を参照することは可能だった）[23]。だが、無線通信業界と携帯電話業界が費用の半分近くを拠出している以上、当然、研究の独立性に疑問を抱かざるをえない。

ＩＡＲＣが管理することで科学者を資金調達のプレッシャーから解放したのは褒めていい。だが、ＩＡＲＣが〈インターフォン〉プロジェクトからの利益相反の申告を公表していたら、そのプロセスの誠実さをもっと信頼できただろう――その公表をＩＡＲＣとＷＨＯは固辞している。そういった開示がなければ、はたから見る者としてはリランデルやアールボムのような人物はいないと信用するのはむずかしい。あるいは、〈インターフォン〉の調査期間の前半にはまだ地位のある立場にいたアンデシュ・アールボムその人が、研究の方向性を左右したり、ゆがめたりしたと考えられなくもない。

〈インターフォン〉の設計上の欠点

調査範囲の広さを考えると、〈インターフォン〉研究は問題の決着に大いに役立つように思える。ただし、先ほど引用した結論のつぎの一節を見落としてはならない。「バイアスとエラーのために因果関係として解釈することはできない」。いったいどうしたら、この手の研究では最大規模で、13か国の何万人もの人々が参加し、数千万ドルの費用をかけているにもかかわらず、「バイアスとエラー」のせいで解釈できなくなったりするのか？

ＩＡＲＣの言うバイアスとエラーは、おおむねこの研究の設計に見られるものだ――〈インターフォン〉が収集をめざしたデータの種類と、その収集方法。こうした要素は本来、計画の段階で避けておかなければならない。重大な設計ミスのひとつは、研究者たちが人々の記憶に依存したことだった。無線通信ネットワークは研究者に実際の携帯電話の使用記録へのアクセスを許可しない。そこで彼らは個々の被験者にこれまでの携帯電話使用について思い出してもらうという方法を採った。先週や先月の使用時間を思い出すだけでもむずかしい――10年前の使用時間を正確に見積もるよう被験者に頼むとは、ずいぶんあてにならないデータ収集法だ。

科学的研究で人間の記憶に依存すれば、結果はいわゆる〈想起バイアス〉によってゆがめられ、往々にしてきわめて信頼しがたいデータが生まれる。じつは〈インターフォン〉研究のある調査では、被験者に携帯電話の使用を記録する装置が提供され、詳細で正確なログが作成された。「このログと『思い出した』使用時間を比べると、幅広いランダムな差が見られた。過少申告したユーザーもいれば、過大申告したユーザーもいる」[24]。また、いうまでもなく、個人の記憶をあてにする研究は、その人物が存命中であることも暗にあてにしている。つまり、被験者候補が調査対象である種類のがんで亡くなっていた場合、その人物は排除されるということだ

(これはリスクの過小評価という結果につながる)。

〈インターフォン〉は全般的に、回答者を集めるのに相当苦労した。辞退率は41%——この比率では、参加を了承した回答者から集めた結果が損なわれると考える統計学者が多い。[25] これは研究者たちの言う〈選択バイアス〉、あるいは研究における実際の集団の誤った像を生じさせ、信頼できない結果を導く。この研究のデザインから生じた選択バイアスにはもうひとつ、回答者の居住地に関するものがあった。すでに述べたように、5つの国では国全体のデータが収集された。だが、ほかの7か国では、[26] データは主に都市の中心部に住む被験者の回答に基づいていた。[27] 都市部に住む人は農村部に住む人に比べ、携帯電話基地局に近い公算が大である。基地局から遠いほど、携帯電話は基地局と交信するために高出力を生み出さなければならない。したがって、農村部の被験者がいないということは、電話によるもっとも高出力のEMF放射にさらされる人々が除外されたということである。

もうひとつの大きな選択バイアスは、若年層の被験者を省いたことだった。子供と30歳以下の成人は(60歳以上の人たちとともに)、またも設計上、〈インターフォン〉から除外されていた。だが、子供のほうが(成長期にあって細胞の分裂と複製のペースが成人よりも速く)、発がん性因子への曝露によってがんを発症しやすい(そしてご存じのとおり、子供と20代の若者はたしかに携帯電話を使う)。こうした高リスクの集団を研究から除外すれば、結果的にリスクの過小評価を招くだろう。

デザイン上のもうひとつの欠点は、潜伏時間、つまりがんが発症に要する期間に関するものだ。ほとんどのがんは10年以上の潜伏期間があり、脳腫瘍は発症までに最長25年かかるとされている。したがって、10年という分析期間は脳腫瘍などのがんの症状が表れるのに十分な長さではない。結果としてリスクは過小評価される。モントリオール大学で環境疫学の研究専門教授を務めるジャック・シエミアティツキが説明するとおり、「結局、携帯電話が脳腫瘍の原因になるとしても、臨床上、腫瘍が顕在化するには15年から20年かかるため、われわれ［〈インターフォン〉］には知りえなかっただろう」[28]。

また、〈インターフォン〉は10年間の携帯電話使用を調査するよう設計されたが（もっと短期間の研究が多いだけに立派な目標だ）、携帯電話の使用は1990年（この研究が開始される10年前）には広まっていなかった――1994年（〈インターフォン〉のデータ収集期間が終わる10年前）の時点でさえ、携帯電話の使用は今日の水準からいえばまだまだ少なかった。2000年には被験者たちも積極的な携帯電話ユーザーだったかもしれないが、1990年や1994年はおそらくそうではないため、大半の回答者はがんの症状が表れるほどの使用期間はなかったと思われる。

たとえば、脳腫瘍に関する〈インターフォン〉の研究9件では、携帯電話を10年以上使用した人は、がんの申告をした被験者のわずか0・61％、コントロール・グループの10％で、5年を超える使用は、がんを申告した者の18％、コントロール・グループの21％だった[29]。言い換えると、結果に含まれている長期的な携帯電話ユーザーの数はごく少ない――これほど少なくては、携帯電話の使用と脳腫瘍との関係の可能性について結論を下すのは不可能だ。

〈インターフォン〉による曝露の定義自体、リスクを過小に見積もることにつながる。設計上、定期的な使用者とは、平均週1度の通話を6か月以上つづけている者と定義されていた――これでは、携帯電話の放射への曝露がごく低レベルの者が「定期的」使用者のグループに分類され、リスクの過小評価を招く。また、〈インターフォン〉の調査対象は携帯電話に限定されており、家庭でコードレス電話を使用する者は曝露していないとみなされた。コードレス電話は携帯電話と同じく、無線周波／マイクロ波を放射する。ところが、同じ種類のEMF放射を身体の同じ場所に浴びているのに、〈インターフォン〉はその人々を非曝露に分類し、結果は歪曲されることになった。その「非曝露」とされた人々は、実際にはEMF曝露によって健康状態の悪化が増えているためだ。

そしていうまでもなく、設計上、〈インターフォン〉は4種類のがんしか調査していない。だが、これまで見てきたように、信頼に足る科学的研究では無線周波やマイクロ波への曝露と、各種のがん（白血病、黒色腫、リンパ腫など）、そしてアルツハイマー病をはじめ、ほかの健康被害が結びつけられている。調査を4種類のがんに限定すれば、必然的にEMF曝露のリスクを十分に示すことはできない。

あいまいな分析と結論

〈インターフォン〉は設計ミスが多く、有益な結論に達するのは不可能だった。意外なことではないが、これは参加した科学者のあいだにデータの解釈をめぐる確執を招き[30]、結果の発表が大幅に遅れ、欧州議会から「嘆かわしい」と非難される始末となる。[31]〈インターフォン〉のデータ収集フェーズは２００４年に終わり、結果は２００６年に発表される予定だった。[32]研究のなかには個別に公開されたものもあるが、公式の〈インターフォン〉最終報告が科学界に提供されたのは、ようやく２０１２年２月になってからだ（もっとも、科学研究では起こりがちなことだが、発表の日付は２０１１年10月と記されている）。[33]ＩＡＲＣは数日後、正式に〈インターフォン〉の幕を閉じた。[34]

総合すると、〈インターフォン〉は、頻繁な携帯電話の使用は脳腫瘍に結びつく可能性があると結論づけている（ただし、「バイアスとエラーのために因果関係として解釈することはできない」）。わからないのは、このレポートによると、データは携帯電話の使用による脳腫瘍のリスクの低下を示していることだ――この不可解な結論に、「〈インターフォン〉の著者たちを含む大半の疫学者が、この結果は研究のシステム上の不備を表す」と考えている。[35]

〈インターフォン〉はまた、携帯電話の使用と聴神経鞘腫（聴神経のがん）は無関係だとも結論づけている――だが、〈インターフォン〉の研究のうち参加5か国のデータを使ったものでは、10年間の使用後、頭部の携帯電話をあてる側のリスクは80％大きくなると報告された。[36] 結局、IＳＧは耳下腺の腫瘍に関するデータの共同利用と分析を拒み、各国に個別に報告させている（そのひとつが3章で述べたイスラエルのサデツキ博士による研究だ）。

端的にいって、この研究の個々の結論はあいまいで、結果を個人的に解釈する余地が残されている。当の〈インターフォン〉が、実質的な結論は引き出せないと釈明しているほどだ。それだけならまだしも、ＩＡＲＣは〈インターフォン〉プロジェクトで収集された実際のデータを公表しようとしない（個々の研究者が一部のデータ群を発表してはいるが）。レナート・ハルデル博士は、携帯電話の使用による脳腫瘍のリスクに関する名高い調査に対し、〈インターフォン〉の報告によって異議を唱えられているため、データを利用可能にするよう求めている。だが、ハルデル博士をはじめ、多くの研究者から再三要請されているのに、研究全体に関して提供されている情報は、あいまいな分析を含んだ発表ずみの報告書だけだ。[37] 結果として、〈インターフォン〉が象徴する時間、資金、労力、データの量とは裏腹に、この研究と結論には科学的な価値がまったくないといえるだろう。

混乱するメディア報道

〈インターフォン〉が生み出したデータは「バイアスとエラー」が多く、控えめにいっても疑わしいものだったが、その多大な労力ゆえに研究の結果は世界じゅうのメディアで広く報じられた。当然というべきか、結果の分析がまぎらわしく、しばしば矛盾しているため、メディアの報道も同じようにまぎらわしく、矛盾しており、一般の人たちがこの複雑な問題を理解する役には立たないといっていい。ウェブ版のＣＮＮには、「研究の結果、がんと携帯電話の関係をめぐる論争に決着はつかず」との見出しにつづいて、こう記されている。「『待ち望まれていた国際的研究のデータによれば、曝露がきわめて多い人々を例外として、脳腫瘍のリスクの増大に携帯電話が関係しているという証拠はない。しかし、業界からも資金提供を受けた〈インターフォン〉研究は設計上の欠点があり、この最新の結果から携帯電話と脳腫瘍は無関係だと解釈するのは無理だろうと、批判する声もある』[38]」。

これはＩＡＲＣの分析の読み方として十分公平だが、〈インターフォン〉の結果を一般的な読者に説明する助けにはならない。おまけに、その結果はどうにでも解釈できるため、〈インターフォン〉の研究者であるオンタリオ州のオタワ大学のダニエル・クルースキは、同じＣＮＮの記事でこんなふうに説明してみせた。この研究は「科学的に健全」であり、「心強い」結果を生み出した。「そこからわかるのは、携帯電話と関連性のある脳腫瘍の流行など起きていないということです[39]」。

『ニューヨーク・タイムズ』紙は2010年の研究結果を「携帯電話は脳腫瘍の原因になるのか?」と題した記事で報じた。記者によると、「〈インターフォン〉のような調査は疑念の一掃をめざして企画される。はたして、〈インターフォン〉が発揮したのは正反対の効果だった。さらに厄介な問題に火をつけたのだ。全体として、この研究では脳腫瘍と携帯電話に関連がある証拠はほとんど見つからなかった[40]」。

『ウォール・ストリート・ジャーナル』紙は研究の結果について辛辣に書いている。「携帯電話を使うと2種類の脳腫瘍を防げるらしい。当の研究者たちでさえ半信半疑だった[41]」。科学誌『ネイチャー』は〈インターフォン〉について「携帯電話とがんの関連見つからず」と題した記事を掲載した。ただしタイトルとは裏腹に、記者はこう認めている。「あいにく、この研究の結果はわかりやすいわけではない……調査に関与した研究者たちでさえ、研究の意味について合意してはいない[42]」。

〈インターフォン〉研究がいかにややこしいかを示すためか、フォックス・ニューズのウェブは「脳腫瘍のリスクの増大は〈インターフォン〉のデータからは確立されない[43]」と報じつつ、別の記事で「WHOの〈インターフォン〉調査の結果から、『10年以上の携帯電話使用との関連で』一部の脳腫瘍は『リスクが著しく増大する』ことが示された」と伝えた。[44] 世界じゅう、論調はほぼ同じだった。

残念ながら、公衆衛生団体も結果を明確化したり解釈したりする役には立たず、メディアで報じられたのと同様のメッセージをくりかえした。米国がん協会は、〈インターフォン〉の結果は「携帯電話使用とがんのあいだに決定的なつながりを確立するものではないが、切り捨てるものでもない……［それは］かえって疑問を増やしたかもしれない」と解説している。[45] 世界保健機関は「これまで、携帯電話使用による健康への悪影響はひとつも確認されていない……〈インターフォン〉のデータから脳腫瘍のリスクの増大は確認されない」と主張した。ただし、つづけて長期的な曝露に関するより一層の研究を呼びかけている。[46] 英国健康保護局の非電離放射線に関する独立諮問グループ（AGNIR）は、〈インターフォン〉は「危険性を明確に示す、あるいは強く示唆する証拠を提供していない」と結論づけ、これは「脳腫瘍と携帯電話の使用との関係を調べた疫学的研究の大半の結果に一致する」とつづけた。[47] 英国健康保護局自体は、研究の「バイアスとエラー」ゆえに引き出せる結論が制限されていると報告したにもかかわらず、である。[48]

メディアによる要約にはもっと不正確で、〈インターフォン〉が示した頻繁な携帯電話の使用によって脳腫瘍のリスクが増大する可能性にふれないものもあった。当時世界で尊敬されていたアンデシュ・アールボム教授（前章で述べたように業界から報酬を得るスパイだと暴かれていないころ）――携帯電話放射の専門家として何度もWHOで仕事をし、EUの携帯電話放射の安全基準を設定することに協力した人物――は、こう説明していた。「〈インターフォン〉はこれまでのすべての調査研究と同じ結果を示している。すなわち、心配することはないということだ[49]」。同じように、イタリアの国立衛生研究所は、「総じて、この研究では携帯電話の使用に関連した脳腫瘍リスクの増大は（10年を超える）長期的ユーザーについても報告されてない［ママ］」と結論づけた[50]。また、米国国立がん研究所もこう伝えている。「携帯電話ユーザーにとって、ごく一般的な2種類の脳腫瘍のリスクは増大していない……通話数の漸次的増加、通話時間の延びや携帯電話使用歴の長期化にリスクがあるという証拠はなかった[51]」。

結局何の役にも立たなかった〈インターフォン〉研究

このような記事やレポートの検証からは、無理なくつぎのように結論づけることができる。〈インターフォン〉は有意義な反面、信頼はできず、その結果に心配する理由は見当たらない、と。「この研究は携帯電話と脳腫瘍が関連している可能性を確かめることもなければ、退けることもなかった。それが要点である」と端的に語るのは〈インターフォン〉の研究者、シーガル・サデツキ博士だ。[52]

〈インターフォン〉はたしかに、電磁放射――この場合は携帯電話からの無線周波およびマイクロ波放射――への曝露による健康への悪影響の疫学を掘り下げた、最大かつもっとも野心的な研究活動である。研究の設計が適切であったなら、その結果はきわめて貴重なものになっていただろう。代わりに私たちが目にしているのは、根本的に欠陥のあるデータから導かれた、どうにでも解釈できるあいまいな結論であり、おかげでメディアでの議論も知識の面でまったく改善されていない。

さらにまずいことに、デンマークのオルフス大学公衆衛生学部のヨーン・オルセンが語っているように、〈インターフォン〉の資金は「がん以外の潜在的影響も対象にできる大規模なコホート研究の立ち上げに使うべきだった」[53]し、「〈インターフォン〉研究は利用可能な資金源を干上がらせ、一般の人々と資金提供機関を疫学的研究の結果に対して鈍感にしてしまった」[54]。この手の研究はもともと資金が不足している。〈インターフォン〉はその大部分をおおむね10年で使い果たしたのだ。

〈インターフォン〉は必ずしも誤ったデータを生み出すために設計されたわけではない。だが、ほぼ役に立たない結果が出る研究を考案したいのであれば、〈インターフォン〉の設計は効果的なやり方だろう。同じように、この研究が予定より8年も長引き、この種類の研究が得られる資金の大半を使い果たしたのが故意ではなかったとしても、おかげで健康リスクの問題解決に向けて実施できたはずの優れた研究の数は減ったのだ。なんという時間と金の無駄だろう！

無線通信業界が表に出さない〝知識〟

タバコ業界の悪名高きメモ「疑いこそ、われわれの商品」と同様に、当時のブラウン・アンド・ウィリアムソンの目標を記した文書も流出している。

○目標その1：多くの人の心にある、喫煙は肺がんその他の疾患を引き起こすという誤った観念を退けること。その観念は、狂信的な思い込みや、当てにならないうわさ、根拠のない主張、名前を売りたい日和見主義者の非科学的な発言や憶測に基づいている。

○目標その2：タバコをがんとの同一視からできるだけ早く救い出し、アメリカの自由企業体制の市場において、人々の心のなか、敬意と支持で迎えられる本来の場所に戻すこと。

○目標その3：タバコへの信じがたく、先例のない、悪辣な攻撃が、自由企業の歴史上、製品に対して犯された最大の誹謗中傷であると暴くこと。

○目標その4：アメリカの自由企業体制に対して知らぬ間に築かれつつある攻撃のパターン、アメリカのビジネスを徐々に侵食する邪悪なやり方を明らかにすること。タバコは間違いなくその実験の標的に選ばれている。[55]

第四の目標は例外として（無線通信業界の擁護者たちは概して、敵は共産主義者というよりラッダイト〔技術革新に反対する勢力。イギリス産業革命期の機械打ちこわし運動にちなむ〕だと言いたげだ）、あとは聞きおぼえのあることばかりだ。「肺」という言葉を削って、「タバコ」を「携帯電話」に、「喫煙」を「携帯電話の使用」に置き換えてみるといい。

そうして携帯電話をタバコにたとえると、おのずと疑問が生じてくる。無線通信業界は口外している以上のことを知っているのだろうか？　科学者として私が驚くのは、ＥＭＦ「論争」や公衆衛生の保護をめぐる見かけ上の「論戦」となると、都合よく見過ごされたり忘れられたりする科学的証拠の量だ。無線通信業界が用いるテクニックや論点を見れば、疑いこそ彼らの商品であることは疑うべくもない。

すでに明るみに出はじめている一部の内部文書によれば、携帯電話業界はＥＭＦの健康への危険性について口外している以上のことを知っているようだ。なかでも、情報公開法の下で『マイクロウェイヴ・ニューズ』に発表されたふたつの文書がある。ひとつめは、まえの章で述べた「戦争《ウォー》ゲーム」メモで、そこからヘンリー・ライ博士と彼の業績の信用を傷つけようというモトローラの意図が明らかになった。

もうひとつの文書が書かれたのは1993年、レナードの訴訟が全米の見出しを飾り、業界があわてて2500万ドルのWTR（ワイヤレス・テクノロジー・リサーチ）のプロジェクトを開始したのと同じ年だ。これは食品医薬品局（FDA）の内部メモで、そこにはデータはマイクロ波が「がんの発症を加速させる」ことを「強く示唆している」と記されていた。さらに、このメモには裏づけとなる詳細も含まれ、メリーランド州ロックヴィルにあるFDAの医療機器・放射線保健センター（CDRH）のメイズ・スウィコードとラリー・クレス両博士がこう書いていた。「われわれが知る8件ほどの慢性動物実験のうち、5件で悪性腫瘍の増加か、腫瘍の進行の加速、あるいはその両方という結果が見られた」（これはまえの章でふれたあのメイズ・スウィコード、のちにモトローラで研究の責任者を務め、EMFの生体作用に関する研究を打ち切るよう主張した人物である）。ところが、FDAはこうした発見を当時の公式声明で強調せず、その後業界団体CTIAの研究プログラムの監督を放棄して、無線通信業界に管理を一任したのだった。

大企業が作り上げてきた〝科学の不確かさ〟

現在私たちが目にしているEMFの科学研究（そして過去90年間のタバコ科学）の状況は、地球温暖化や、アスベスト、鉛、プラスチックといった有毒物質に関連したさまざまな業界でくりかえし起きてきた。企業はいつも科学文献をねじ曲げ、科学の不確かさをこしらえて拡大し、政策決定に影響をおよぼして、世間を混乱させつづける。

歴史を見ると、最初の兆候が表れてから公衆衛生を守るための規制措置が採られるまで、30年から100年かかるのがわかる（次ページの表参照）。だが、EMFの科学的証拠はついに転換点に達した。もはや理屈をこねくりまわす場合ではなく、EMFがたしかに危険であることを受け入れはじめるよう私たちは求められている。

残念ながら、無線通信業界が巧みに疑いを生じさせたせいで、消費者を守るための生物学に基づく安全基準の確立は遅々として進んでいない。つぎの章で見るように、世界じゅうの安全基準と規制の枠組みは、EMF曝露に関連した健康リスクについて欠点のある時代遅れの仮定を拠りどころにしているのだ。

遅れた教訓	最初の兆候	効果的なリスク削減活動の時期	無活動の期間（年）
漁業：吟味、乱獲	1376	1995-2008	数百
放射：早期の警戒、遅発性の作用	1896	1961-96（英国その他、のちにEUの法律）	65-100
ベンゼン：職場環境	1897	1978（米国ではベンゼンは大半の消費者向け製品で使用が中止された）	81
アスベスト："魔法"から邪悪な物質へ	1898	1999、EUの禁止令（2005年までに実施）	101-7
PCBと予防原則	1899	1970-80年代（EUと米国の制限。2010年までに段階的除去）	およそ100
ハロカーボン、オゾン層、予防原則	1974	1987-2010（世界各国でCFC等のオゾン層破壊物質の使用を禁止）	10-30
DES（ジエチルスチルベストロール）：胎児期曝露の長期的影響	1938	1971-85（米国、EU、世界各国で禁止）	33-47
成長促進剤としての抗菌剤	1969	1999（EUで禁止）	30
二酸化硫黄：人間の肺の保護から辺境の湖沼回復まで	1952（肺） 1968（湖沼）	1979-2001（EUほかで制限を強め、1975年の約90%を2010年までに削減）	27-58
無鉛ガソリン内のMTBE	1960（味/臭い/地下水汚染）	2000（デンマーク/カリフォルニア州では忌避、その他地域は許可）	40＋
五大湖汚染	1962/3	1970年代（DDTは米国とEUで禁止、2000年、健康に有害な汚染に関する議論がつづく）	10-?
TBT（トリブチルスズ）防汚剤：船底用、貝の生殖不能	1976-81 フランスのカキの崩壊	1982-87（フランス、英国、のちに大西洋北西部で禁止。2008年、世界各国で禁止）	6-32
成長促進剤としての牛へのホルモン投与	1972/3（野生生物へのエストロゲンの影響）	1988（EUで禁止，米国では継続）	16+
狂牛病：慢心が予防措置を損なう	1979-86	1989（部分的規制。1996年 全面規制）	10-17

出典：『病態生理学（*Pathophysiology*）』（16:217-231, 2009）掲載のデイヴィッド・ジー（David Gee）による表1に基づく。

第8章 電磁場の安全基準

フロン使用禁止にいたるまでの道のり

科学者のジェイムズ・ラヴロックは、生物および無生物であるその周辺環境がひとつの生命体として一緒に進化してきたとみなすガイア理論の提唱者として有名だ。だが、〈電子捕獲型検出器〉（ＥＣＤ）と呼ばれる機器を発明したことはさほど知られていない。これは「きわめて高感度な、簡単に持ち運べる安価な分析機器で、１兆分の1単位の濃度で大気中に存在する物質を検出できる」[1]。ＥＣＤの設計は１９４８年ごろにはじまり、いくつかの段階をへて１９５９年に完成した。50年以上たった現在でも、ＥＣＤは大気中の汚染物質をもっとも効果的に検出する機器だ。

ある日、アイルランドに調査旅行に出かけていたラヴロックが初期のＥＣＤのスイッチを入れると、驚くべき結果が得られた――予想外に高いレベルのクロロフルオロカーボン（ＣＦＣ、フロン）が大気中に存在していたのだ。

フロンは炭素、水素、塩素、フッ素から成る有機化合物であり、エアロゾルから冷蔵庫まで多くの製品に使われてきた（デュポン社の有名な化学物質、フレオンはCFCである）。今日では、フロンのさまざまな特性に（温室効果と地球全体の気候変動を加速させて）地球のオゾン層を破壊する力があることがわかっている。だが1970年代なかばには、フロンに関する研究は限定的だった。用途が多様（冷蔵庫、エアロゾル、消防など）で生産コストが比較的安いことから、フロンは奇跡の物質とみなされていた。

その後の調査旅行で、ラヴロックは南極や北極でもフロンを検出し、フロンが蔓延していることをさらに裏づけた。ラヴロックの研究について知ったカリフォルニア大学アーヴァイン校の研究者、F・シャーウッド・ローランド博士とマリオ・モリーナ博士が、地球の大気へのフロンの潜在的な影響を調査した。1974年、ふたりは強い紫外線がフロンを分解し、大量の塩素を上部成層圏に放出する可能性があると報告した。塩素はオゾンを破壊することから、彼らやほかの研究者たちはこう仮説を立てた。大気中のフロンの量が増えると、地球を保護しているオゾン層が分解される――それが大気中の温室効果が起きる発端となり、地球規模の気候変動につながるのだと。ローランドとモリーナは（大気に関する別の研究を評価されたパウル・J・クルッツェンと並んで）、1995年のノーベル化学賞を授与された。

こうした初期の発見が警告を発する内容だったにもかかわらず、さらに11年が経過して1985年に南極上空の地球のオゾン層に巨大な穴が発見され、ようやく1987年、世界はモントリオール議定書というかたちで反応し、全世界にフロン製造を大幅に削減することが求められる。2009年の時点で国連の全加盟国がこれに調印した。

この問題に対する世界規模の対応が遅れた原因のひとつは、産業界の強力なロビー活動だった。1975年、地球のフロンの25%を製造するデュポンは、数百万ドルを投じて全国紙で広告キャンペーンを展開し、フロンとオゾン層の破壊を関連づける証拠は何もないと釈明した。[2]エアロゾル業界のプレスリリースでも、フロンとオゾン層破壊との関連性は証明されていない仮説であると説明された――このPR資料は『ニューヨーク・タイムズ』『ウォール・ストリート・ジャーナル』『フォーチュン』『ビジネス・ウィーク』、英国の『オブザーヴァー』といった新聞や雑誌にも転載された。[3] 1975年にフロン業界は、世界最大のPR会社であるヒル・アンド・ノールトンを雇い、著名な英国の科学者で『国際大気汚染ジャーナル（*International Journal of Air Pollution*）』誌の編集者だったリチャード・スコアラーの講演ツアーをプロデュースさせている。スコアラーはこの講演でモリーナとローランドを攻撃し、「これまで蓄積されてきたのはいくつかの仮説だけです」と述べた。[4]

フロンの大手メーカーは、フロンを製造禁止にすれば経済は大混乱に陥ると警告した。デュポンは、そのような措置による損害は米国だけで１３５０億ドルを超え、「産業全体がつぶれる」と予測した。[5] 当時世界第三位のフロン製造会社だったペンウォルトのＣＥＯは、フロンの製造停止によって「経済的混乱」が起きると警告を発した。[6]

このような企業の反対が功を奏し、フロンの脅威への地球規模の対応は10年以上遅れたわけだが、ローランドとモリーナの発見後まもなく行動を起こした国がある。圧倒的かつ決定的な科学的証拠がないにもかかわらず、世間の懸念が高まるなか、米国政府はフロンの潜在的脅威は非常に大きく、即座に単独でも行動しなければならないと判断した。１９７８年、当時の米食品医薬品局（ＦＤＡ）長官ドナルド・ケネディが、オゾン層の破壊は「世界的に皮膚がんの発生率を増大させ、気候の変動を引き起こすなど、望ましくない影響をもたらす可能性がある」と警鐘を鳴らした。[7] 同じ年にＦＤＡ、環境保護庁（ＥＰＡ）、消費者製品安全委員会のおかげで、米国は世界で初めてフロンの製造を規制する国となり、エアロゾル缶への使用を全面的に禁止する。

この事例では、規制当局は科学的情報が確実になるまで待たなかった。取り返しのつかない損害が生じるまで待たなかった。業界にフロンを削減する自発的な対策を講じるよう求めなかった。デュポンなどの企業が見積もった深刻な経済的影響を信じなかったから、あるいは推定される規制対応コストよりも大きな価値がオゾン層にはあると信じたからだろう。

しかも、業界からの反対があったにもかかわらず、米国の規制当局は慎重なる予防を実践し、エアロゾルにオゾン層を破壊するフロンを使用することを禁止したのだ。その後の発見により、こうした予防策の正しさが認められ、やがて世界も米国同様に環境に配慮し、全世界でフロンの製造が事実上停止された。そしてご存じのとおり、デュポン（フロンを製造していた）やジレット（デオドラント製品にフロンを使っていた）などは、いまなお強力な企業でありつづけている。

もちろん、フロンとＥＭＦは根本的に異なる問題だ。フロンのような一部の物質を禁止することはひとつの選択肢として成立するが、ＥＭＦの禁止はそうではない。フロンの代替品はほぼすべての使用方法に存在する。だからフロンを規制で根絶しても、ＥＭＦ排出禁止と同じような経済的、社会的混乱を引き起こすことはない。なんといっても、電磁放射を発生させずに電球に電気を供給したり、ましてや携帯電話で通話したりする方法はまだ見つかっていないのだ。それでも、地球にとって危険であるという確実な科学的証拠やこの問題についての世界的なコンセンサスが得られるまえに、また産業界から強硬な反対を受けながらも、１９７８年に米国で採られたオゾン層破壊に対する規制措置は、非電離電磁放射の安全基準という問題に取り組むうえで手本を示してくれる。

EMF安全基準を確立するという挑戦

人間は昔から天然の電気には危険があることを知っていた。古代ギリシャ人は電気ウナギからの放電で泳いでいる人が気絶し、ときに命を落とすこともあると知っていた。稲妻に打たれても同じことになるのは、おそらくもっとまえから知っていて、それがのちにベンジャミン・フランクリンの避雷針の発明につながった。そして機械で電気を発生させる方法を学び、電気の利用が社会に普及してからは、私たち自身と財産を守るために発電と配電を規制してきた。

だが、EMFの安全評価とEMF基準の設定は単純なタスクではない。EMF曝露に生体作用があることを示す科学を受け入れている人々でさえ、まだまだ多くの調査が必要であり、現在の科学は答えを示すよりもむしろ多くの疑問を提示していると説く。どのくらいのEMFが健康に悪い「用量」なのかは誰も明言できない。放射には考慮すべき多種多様な物理的側面があるためだ。電圧、周波数、パルス変動、各種機器の生涯にわたる使用による個別および累積曝露の期間、そして環境中の自然放射線もあるのはいうまでもない。EMFによる損傷を修復する能力や、影響を受ける生物学的システムにも著しい個体差がある。EMF曝露による潜在的な健康リスクについてこのような詳細を知るには、目下の情報では不十分だ。

科学的研究の限界

すでに述べたように、ＥＭＦの生物学的影響に関するディスカッションに情報を提供する科学的研究には主に2種類ある。疫学と実験科学だ。疫学的調査には、「証拠」を決定できないという限界がある（思い出してほしい、疫学で立証できるのは因果関係ではなく相関関係だ）。たとえば〈インターフォン〉研究のように、疫学を根拠として、１６４０分を超える携帯電話の累積使用と、特定の種類の脳腫瘍を発症するリスクが40％増大することに相関関係があるということはできる。だが、こうした結果を根拠に、携帯電話を１６４０分使用することがそうした腫瘍の発症リスクが40％増大する直接の原因になると主張することはできない。

もうひとつ疫学調査のもつ大きな限界は、真のコントロール・グループを確立するのがむずかしいということだ。調査研究では、コントロール・グループ、つまり調査の対象となるものにさらされない被験者のグループがつねに必要となる。日常生活で人工的なＥＭＦに暴露しないコントロール・グループを確立するのは、現在の世界ではほぼ不可能だ。また、暴露しない稀有な個人がいたとしても、真のコントロール・グループは形成できない。日常生活でほかに多くの影響と環境ストレスにさらされているためだ——そうした要素はあまりに多く、研究のなかで考慮しきれない。

だからこそ、われわれは質の高い実験研究による生物学的データの検証に加えて、数多くの疫学調査の実施に努める。だが、疫学調査にもコストがかからないとはいえない。健康への影響のうちでわれわれがもっとも関心を寄せているのは、25年以上の長期的なＥＭＦ曝露によるものであるからだ。短期間の調査ならさほど費用はかからないが、長期的影響を明らかにすることはできない（30年にわたるＣＯＳＭＯＳコホート研究のような調査は非常にまれだ。この研究は２０１０年に英国、デンマーク、スウェーデン、フィンランド、オランダ、フランスのヨーロッパ六か国でスタート、結果が出るまで一世代は待たなければならない。この間、ＥＭＦの発生源はますます増えて、さらに多くの人が曝露することになる）。

そこで、実験室に目を向けたいと考えるのも当然だろう。実験室では厳密な（それでもまだ完全とはいえない）コントロール・グループを確立し、厳密に調節された量のＥＭＦ曝露による細胞の損傷といった影響を定量化することができる。細胞生化学と細胞生理学の実験研究は総じて、携帯電話のＥＭＦへの曝露で活性化される生物学的プロセスを特定するのにかなりの成功を収めてきた。ただし、こうした実験は健康への影響に関わる生物学的メカニズムの理解を深め、人間への曝露の安全基準を決定するうえで役立つ反面、疾患という結果を判定するのに効果的ではない。ここまでに紹介した実験研究（2章で詳述、4章、5章でもふれた）はいずれもＥＭＦががんの原因となることを立証していない点にお気づきだろう。実験研究はむしろ、がんにつながる特定の生体システムや経路へのＥＭＦ曝露による影響に焦点をあてるものだ。だが、体内のシステムへのこうした影響と、がんのように長期的に生じる可能性のある影響との関係ははっきりしない。結果として、実験室でおこなわれる科学的研究からは、長期間にわたる人間の安全という問題に関する結論は導けないことになる。

ＥＭＦ科学の限界点を突く規制と安全基準

疫学も実験科学も、ＥＭＦの安全についての疑問に決定的な答えを提供することはない。それぞれのアプローチに強みと限界がある。両方の種類の研究から得られる結果を合わせて検討するのが肝心だ。ただ、それでもこの問題について完全に理解できるわけではない。国立衛生研究所（ＮＩＨ）の国立環境健康科学研究所（ＮＩＥＨＳ）は、「人間の［疫学］データと実験データ（動物とメカニズムに関するもの）との連携不足がこうした結果の解釈をひどく複雑にしている」と結論づけた。これはあながち間違いではない。[8] だが、彼らは実験室のデータから、妥当で（場合によっては）可能性が高い生物学的メカニズム（ＤＮＡ損傷が突然変異やがんの発生につながる、など）の十分な証拠が提供され、それによって疫学的データの説明がつくことも指摘すべきだった。

つまるところ、つぎのような疑問に答えるには科学には大きな限界がある。携帯電話でがんになるのか？　Ｗｉ－Ｆｉネットワークを使うと白血病になるのか？　目下のところ、どの種類のＥＭＦ曝露からどのような健康への影響が生じるのか、科学は具体的に教えてはくれない（製品規制の動きを未然に防ごうとする無線通信業界の不断の努力は、まさにこの不確かさに依存している）。ＥＰＡが１９９２年の「電磁場（ＥＭＦ）に関するＱ＆Ａ」で述べていることは今日でも事実ではある。「結局のところ、ＥＭＦ曝露とがんなどの病気とのあいだに因果関係は確立されていません。この理由から、私たちはどのレベルの曝露が危険なのか明らかにすることはできないのです」[9]。思い出してほしいが、メーカーは製品の安全性を示すまでもなく一般への販売を許可されていた。だが、まさにＥＭＦが安全と証明することができないという理由で、製品の一般販売を認められなかったとしてもおかしくないのだ。残念ながら、一般の人々を守るために設立された機関は発売を認めるまえに製品の安全性を確認していない。

どうやら、非熱レベルのＥＭＦ曝露と健康への悪影響のあいだに具体的な因果関係がないことを受け、政府と業界団体は、その関係を完全に無視した規制と安全基準を作成することにしたようだ。非熱レベルでも著しい健康リスクの存在を示す科学研究は数多くあるのに、安全基準と規制の枠組みに関しては、ＥＭＦは温度の上昇（いわゆる熱作用）を起こすほど強いレベルでのみ人間に有害とされている。より低い非熱レベルの非電離電磁放射のもつ潜在的な健康への影響はまったく認めていない。一世紀以上まえから非熱的な生体作用が科学的に立証されているにもかかわらずだ。非熱レベルの生物学的影響のなかには、細胞ストレス応答（すなわち、ストレスタンパク質の合成）という、さまざまな有害物への曝露によって活性化される保護メカニズムがあることを指摘しておきたい。

数千倍も高い〝推奨基準〟

非電離EMF放射を規制するために世界じゅうで設定された安全基準の大多数は、ふたつの推奨基準をベースにしている。ひとつは1993年に最初に発表された国際非電離放射線防護委員会（ICNIRP）のもので、最近では2010年に更新されている。このICNIRPの曝露ガイドラインは、「報告されているさまざまな発見の信頼性を評価する目的で作成された」。ガイドラインはこうつづけている。

立証された影響だけをここで提案する曝露制限の土台に使用した。長期的なEMF曝露によるがんの発生は立証されているとはみなされなかったため、このガイドラインは短期的な、直ちに生じる健康への影響に基づいている。たとえば、末梢神経や筋肉の刺激、熱を伝導するものへの接触による衝撃ややけど、EMFへの曝露中に起きるエネルギー吸収による組織温度の上昇などである。[10]〔傍点著者〕

つまり、ICNIRPによると、即座に短期的な損傷を引き起こさないため、非熱レベルの非電離放射曝露は安全だということらしい（だが、すでに述べたとおり、それはメラトニンと精子細胞の生成減少につながる）。世界保健機構（WHO）はこうした推奨基準を支持し、こう要約している。「ICNIRPの国際ガイドラインで推奨された制限値以下のEMF曝露には、健康に対する既知の影響はないものと思われる」[11]。彼らはメラトニンと精子への影響を見落としたのだろうか？

EMF曝露の安全基準の根拠としてよく使われるもうひとつの推奨値は、電気工学・電子工学技術学会（IEEE）が2002年に発表したものだ。ICNIRPと同じく、IEEEも立証された短期的な健康への影響に基づいてEMF曝露レベルのガイドラインを作成した。このふたつの団体の仮定は、人体組織内で発熱を引き起こさない非電離レベルのEMF放射は安全であるというものだ。

非電離EMF曝露に関する世界の規制の枠組みは、ほぼすべてこのふたつの推奨基準に基づいている。したがって、この本で述べてきたような、非熱レベルの電磁放射への曝露によることが立証されている種類の生体作用や健康への影響から、消費者や市民はまったく保護されていない。

ＩＣＮＩＲＰもＩＥＥＥも、送電線のＥＭＦ、携帯電話の放射、携帯電話基地局からの無線周波／マイクロ波放射について別個の推奨基準を提示している。また、一般市民向けと高レベルのＥＭＦに曝露する職業向けに、別々のガイドラインを示してもいる。参考までに、そうした推奨基準をまとめた表を作成したので（192ページ参照）、まずはほかの章で述べた放射レベルと比較してほしい。この表の値を理解しよう、解釈しようと思わなくても、見ればわかるだろう。両方の機関で「安全」とされるレベルは、この本で紹介している科学的研究で健康への悪影響が立証されたレベルに比べてずっと高い――数千倍も高い――のだ。

現行の安全への取り組みは不備だらけ

今日までこのテーマに関する科学は重要な問題に答えを出せないでいるが、その一方でＥＭＦの安全基準に対する現行の取り組みに根本的な欠点があることは明確に示してきた。人間の健康に関わるワイヤレス通信機器の製品安全規制は、いずれもひとつの不正確な仮定に基づいている。害があるとしたら、それは単一の発生源からのＥＭＦ放射の短期的な熱作用による、という仮定だ。現行の規制は、たとえば携帯電話の過熱による細胞損傷の予防や、キッチン家電によるショック死を防いだりすることを目的としている。

ＥＭＦ放射の熱作用を規制するのはいいことだ。熱作用は現実のもので、危険である。だがこうした規制は、人体組織に熱作用を生むほどの、過剰な熱レベルのＥＭ曝露による短期的な影響からしか守ってくれない。この本を通して述べてきたように、非熱レベルであってもＥＭＦ曝露による生物学的影響があることを科学ははっきり立証している。

電源周波数（ＥＬＦ）域と無線周波／マイクロ波（ＲＦ／ＭＷ）域のＥＭＦ刺激は、エネルギーの大きさこそかなり違うものの、同じ細胞ストレス応答を誘発することが示されてきた。このことはストレスによるタンパク質合成――基本的な細胞の保護反応――の刺激に関して、放射のエネルギーレベルは決定的な要因ではないことを明確に表している。たとえＥＭＦのエネルギーに差があっても、ＥＭＦに対する基本的な生物学的反応は電磁スペクトル全域で一貫しているようだ。〈バイオイニシアティブ・レポート〉で結論づけたように、

携帯電話その他の個人用機器からの放射など、ワイヤレス技術への長期的曝露による影響や、携帯電話基地局やアンテナからの無線周波送信に対する全身曝露の影響は、まだ解明されていない。しかし、手元にある証拠の山は生体作用や健康への影響がきわめて低い曝露レベルで生じることを示唆している。そのレベルは一般向けの安全基準の数千分の一にもなる

［傍点著者］。[12]

米国の一般向け安全限度

世界各国のＥＭＦ規制の大多数はＩＣＮＩＲＰやＩＥＥＥの推奨基準に基づいているが、実施状況は錯綜していて、計画性がない。こうした基準値の表を次ページに示す。

私たちは家庭や職場、公共の場で多種多様な発生源からのＥＭＦにさらされている。さまざまな機関や組織が各種機器とそれによる曝露を規制しているが、一部のＥＭＦ曝露はまったく規制されていない。たとえば、米国では携帯電話のＥＭＦ放射に関する規制はあるものの、ＥＰＡによると、「送電線のＥＭＦについては職業上の、あるいは居住地での曝露を制限する連邦基準がない」[13]。そのため、携帯電話のサービス圏外やラジオ局の受信ができない人里離れた地域にもある、ＥＭＦ放射の大きな発生源は完全に野放し状態だ。

携帯電話からの放射は、機器の使用中に人間が吸収するエネルギー量――〈比吸収率〉（ＳＡＲ）――をもとに規制されている。主にＩＥＥＥの推奨基準をベースとして、連邦通信委員会（ＦＣＣ。無線周波／マイクロ波域のＥＭＦ放射を発する機器の規制機関）は、ＳＡＲの許容レベルを熱作用だけに基づき、最大で組織１キログラム当たり１・６ワット（Ｗ／kg）と定めている。[14]

極低周波曝露限度			
		磁場	電場
ICNIRP	一般	2,000 mG	5,000 V/m
	職業	10,000 mG	10,000 V/m
IEEE	一般	9,040 mG	5,000 V/m
	職業	27,100 mG	20,000 V/m

比吸収率単位の無線周波放射曝露限度			
周波数		ICNIRP	IEEE
935 MHz		0.08 W/kg	0.4 W/kg
1,800 MHz	0.08 W/kg	0.4 W/kg	
2,400 MHz	0.08 W/kg	0.4 W/kg	

電力密度単位での無線周波放射曝露限度			
周波数		ICNIRP	IEEE
935 MHz		470 μW/cm^2	623 μW/cm^2
1,800 MHz	900 μW/cm^2	1,200 μW/cm^2	
2,400 MHz	1,800 μW/cm^2	1,600 μW/cm^2	

FCCによると、

無線周波放射曝露が比較的低レベルで、著しい加熱が起きるレベルに満たない場合、有害な生物学的影響が生じるという証拠はあいまいであり、確認されていない……科学的文献には、低レベルの無線周波エネルギーへの曝露から生じる幅広い生物学的影響の観察結果を記した報告がいくつか見られた。しかし、ほとんどの場合、その後の実験研究ではこの影響が再現されていない。さらに……このような影響が人間の健康に害をもたらすという明確な結論も得られていない。[15]

細胞ストレス応答は広く極低周波と無線周波の帯域にわたって報告されており、それが潜在的に有害な環境刺激（温度など）への細胞の反応であることは文書によって十分立証されていると指摘しておきたい。

放送アンテナに関しても、FCCは同様の基準に従って許容レベルを設定し、こう結論づけている。

通常、放送アンテナへの一般のアクセスは制限されているため、アンテナ近くに存在する可能性のある高レベルの電磁場に個人が曝露することはありえない。FCCやEPAなどによる測定値を見ると、放送用設備付近の居住地域における環境中の無線周波放射レベルは、一般的に現行の基準やガイドラインで推奨される曝露レベルを大きく下回っている。[16]

FCCは普及しつつある電力用スマートメーター（無線周波を使って電力会社に電力使用量を通信する）についても、安全であると結論を下している。

FCCの基準は、スマートメーターおよび、無線周波放射が同程度の電子機器からの、熱に誘発されることが知られている健康への影響に対して、現在認められている安全率を提示している。FCCによると、スマートメーターからの曝露レベルはこうした影響の閾値よりもずっと低い。[17]

米国では、FDAにもEMFを発する製品に関して人間の使用に適していることを保証する権限がある（1968年の放射線衛生安全規制法に由来する）。FDAの権限はFCCよりも広い。コードレス電話や携帯電話のほか、X線や殺菌用ランプといった医療機器や科学機器など、電磁スペクトル全域の放射を発する製品を監視するためだ。[18] FDAの医療機器・放射線保健センターが管理する基準もやはり、非熱作用は存在しないという仮定の下、熱という指標をベースにしている。

連邦政府は、特定の職業や職場の労働者が平均的個人よりも高い、そしておそらく安全性の低いレベルで曝露することを認識している。疾病管理予防センター（CDC）の一部門である国立労働安全衛生研究所（NIOSH）と、職業安全衛生局（OSHA）が職場でのEMF曝露に対する推奨基準を発表している（196ページの表参照）。だが、CDCによると、NIOSH「およびその他政府機関は、EMFを健康に害があるとは証明されていないとみなしている」。「科学的に不確かであるため、米国には労働者のEMF曝露に関して推奨される、もしくは確立された連邦基準はない」[19]。州レベルでは若干状況が異なり、25の州とプエルトリコ、米領ヴァージン諸島ではOSHAが認めた職業上のEMF曝露の規制を実施している。[20]

安全基準の土台には不備がある

ここまで科学は非電離電磁放射への曝露ががんの原因となることを証明できないでいるが、懸念される証拠は数多く提供してきた。最新の実験研究は、ICNIRPとIEEEが推奨する安全基準の土台（すなわち、非熱レベルの非電離EMF曝露に生物学的影響は生じないということ）に根本的に不備があることを示唆している。熱という基準への依存は、両機関の仕事がはじまった1980年代には納得のいく立場であったかもしれない。だが現在では、非熱レベルの放射に起因した細胞生理学上有害な変化を示す、優れた情報が入手可能となっている。

非熱レベルのEMF曝露による生物学的影響を考慮していないうえに、連邦規制は単一の発生源からの短期的なEMF曝露しか考慮していない。たとえば、携帯電話で通話する（1）、ブレーカー付近の電力線がある壁のそばに立つ（2）、外側にはスマートメーターがある（3）、2つか3つのWi-Fiネットワークの圏内にいる（4）、近くにいる人が電子レンジを使う（5）

労働者の種類	日平均	曝露範囲
勤務中の労働者		
コンピュータを使用しない事務員	0.5	0.2-2.0
コンピュータを使用する事務員	1.2	0.5-4.5
機械工	1.9	0.6-27.6
送電線作業員	2.5	0.5-34.8
電気工事士	5.4	0.8-34.0
溶接工	8.2	1.7-96.0
勤務外の労働者（在宅、旅行中など）	0.9	0.3-3.7

職業別平均磁場曝露（単位ミリガウス）
出典：NIOSH workplace exposure chart. From "EMFs in the Workplace," a NIOSH publication（no. 96-129）, 1996, http://www.cdc.gov/niosh/docs/96-129/.

など、同時に複数の発生源からさまざまな周波数の電磁放射に曝露することを規制は考慮に入れていない。また何年にもわたる長期的な曝露の累積影響も考慮していない。

公共衛生政策における〝推定無罪〟は無意味

米国のEMF曝露に対する規制の枠組みは不完全であり、単一の曝露による熱ストレス応答を防ぐという不十分な目的に基づいている。こうした規制は誤った仮定に立っており、非熱レベルの健康への影響や複数同時の曝露、長期にわたる累積曝露を考慮に入れていない。

こうした規制は、高レベルのEMF曝露による熱作用の有効性のみを認める国際基準機関の勧告を根拠に設定されてきた。規制を担当する委員会はより低い非熱レベルでも健康への悪影響の可能性を指摘する科学があることは認めるものの、慎重なアプローチとは時とともに科学が何を裏づけるのかを見守ることだと主張する。言い換えれば、低レベルの非電離電磁放射は「有罪と認められるまでは無罪」ということだ。

推定無罪はアメリカの司法制度にとって貴重なものだが、取り返しのつかない被害のリスクが多くの人にとってこれほど高い場合、このアプローチは公衆衛生の基準として意味をなさない。EMF放射と曝露を規制するこの枠組みそのものに根本的な欠陥があり、土台から作り直さなければならない。

さまざまな生体システムが影響を受けること、生物活性を起こす周波数域は広範にわたること、反応の閾値が低いこと、刺激の反復によって影響が累積される可能性などを踏まえ、新しい発見によって提供されるガイダンスを考慮に入れて曝露基準を見直すべきである。具体的に検討したいのは、

・リスク評価における非熱作用のメカニズムの重要性。
・複数の発生源からの異なる周波数による累積曝露の合計。
・家庭や職場のさまざまな電子機器はもちろん、携帯電話基地局や放送アンテナの増加によって環境中のEMF放射が増大していること。

・もっとも敏感な集団（普通は子供たち）はさらに厚く保護しなければならないこと。

だが、こうした修正を加えるには、非電離電磁放射を発する機器への規制の策定方法を根本から変えなくてはならない。ワイヤレス機器の提示するリスクをどのように考え、管理すればいいのか。つぎの章で見ていくように、環境保護運動の立場から考案された「予防原則」が、説得力のある新たなヴィジョンを示してくれる。

第９章
予防原則と〈バイオイニシアティブ・レポート〉

決定的な証拠が出るまえに行動を起こす

１９７０年代の初めには、旧西ドイツの広大な森林は消えかけていた。第二次世界大戦後の著しい経済成長に伴う産業汚染にその原因があるのではないかと、ドイツの人々は疑っていた。やがて、調査研究によって産業汚染と酸性雨、森林破壊の関連性が明らかになる。だが、かけがえのない国家の宝がひょっとすると取り返しのつかないダメージを受けていることを目にしたドイツの人々は、決定的な証拠が出るまえに行動を起こすことに決め、１９７４年、産業排出物を制限する画期的な大気汚染防止法を可決した。こうしてドイツの人々は環境リスクに対抗する新しいアプローチを導入した。その後の数十年のあいだに、Vorsorgeprinzip（すなわち、「予防原則」）はドイツの環境立法の根底をなす原則になっていった。

予防原則——転ばぬ先の杖

〝深刻な脅威に直面しているのに、科学的確実性がないからと手をこまねいていることは許されない〟と、予防原則は私たちに説く。国際連合主催の1992年地球サミットが環境と開発に関するリオ宣言で明らかにしたように、「深刻な、あるいは不可逆的な被害のおそれがある場合には、完全な科学的確実性の欠如が、環境悪化を防止するための費用対効果の大きい対策を延期する理由として使われてはならない[1]」。

予防原則では、リスクのある製品を売って利益を得る者に、製品の安全性を証明する責任があるとされる。予防原則に関する1998年のウィングスプレッド宣言（ウィスコンシン州のウィングスプレッド会議センターでの科学と環境の健康ネットワークが発表）にあるとおり、「ある活動が人間の健康や環境に危害を与えるおそれがある場合、科学的に因果関係が完全に確立されていなくとも、予防措置を講じるべきである。このような状況では、一般の人々ではなく活動の提案者が、立証責任を負うべきである[2]」。

リオ宣言とウィングスプレッド宣言は予防原則をさまざまなかたちで表現したもののうちの2つにすぎない。そのすべてに共通しているのがつぎに挙げる要点だ。

- 権限をもつ者は有害な活動が起きるまえに被害を予測しなければならない。
- 活動によって多大な被害が生じることはないと示すのは、その活動をおこなう者たちの責任である。
- 権限をもつ者は、たとえ科学的確実性がなくても、その活動から生じる被害を予防する、または最小限にする費用効率のよい抑制措置を導入すべく行動しなければならない。
- その活動から生じうる被害のレベルと不確定度に応じて抑制措置の必要性は増す。

予防原則は積極的な環境政策であり、生じるリスクの情報が不足しているときに、環境が受けかねない悪影響から市民を守ることを目的としている。すぐに行動を起こす場合の推定コストは、行動しなかった場合の潜在的推定コストと比較しなければならない。行動しない場合の潜在的コストがあるとみなされ、それが重大で取り返しのつかないものである場合、予防原則は私たちに行動するように命じる。

つまり予防原則とは、転ばぬ先の杖の、政策立案者なりの言い方ということだ。

予防原則に逆行するWHO

3章で紹介したロンドンの1854年コレラ大流行を思い出していただきたい。当時、町議会はブロード・ストリートの井戸と住民の死との関連性が科学的に完全に実証されるまで待たなかった。それどころか、予防原則を早い段階で適用して直ちに行動を起こし、公共衛生への脅威になるという合理的な証拠が見つかるとポンプを取り外したのだ（その後ようやく、正確な原因——感染した赤ん坊のおむつが井戸のポンプを汚染していたこと——が特定された）。

予防原則がタバコに適用されていたらどうなっていたか想像してみよう。最初に喫煙と肺がんなどの病気との関連性が指摘されたときにタバコメーカーに立証責任を負わせていたら、どれだけ多くの命が救われていたか？　同じ疑問をアスベスト、ＰＣＢ、Ｘ線その他、多くの環境汚染物質について考えるのもいいだろう。

ＥＭＦ放射と曝露の規制という問題に取り組むうえで、予防原則は参考になる視点を示してくれる。世界保健機関（ＷＨＯ）はＩＣＮＩＲＰの安全基準（前章で説明）を支持しており、ＩＣＮＩＲＰの推奨値よりも低く、なおかつ証拠の重みが認められるレベルの曝露で健康に悪影響があると実証されないかぎり、加盟国にこの基準から逸脱しないよう促している。具体的には、

ＷＨＯのＥＭＦ基準はつぎのようなものだ。

生物学的影響と健康被害の存在が確立されるのは、調査結果が独立した研究所で再現される、または関連する研究により支持される場合のみである。つぎの場合はこれがさらに揺るぎないものとなる。

- 一般に認められた科学原理に一致している
- 根底をなすメカニズムが理解されている
- 用量反応関係が確定できる[3]

予防原則が示すのは正反対のことだ！

予防原則は以前からアメリカの製品規制に適用されている。エアロゾル中のフロンガス（ＣＦＣ：クロロフルオロカーボン）の禁止はその一例だ。絶滅危惧種保護法では、科学的に立証されたとはいえない証拠を基準とし、それをもとに魚類野生生物局が絶滅危惧種の指定をする。ある種が絶滅したという明確な証拠が見つかったときには、絶滅を防ぐには手遅れだからだ。

環境中のＥＭＦ放出範囲が飛躍的に広がるとともに、非電離ＥＭＦ放射への曝露による健康リスクについて、今日まで多くの証拠が集められてきた。これは製品からの放出量と人間への曝露に対する規制を作成するにあたり、予防原則を適用すべき水準を満たしている。この信念に突き動かされ、EMFの生物学的影響に関する研究に密接なかかわりをもつ科学者や、生体電磁気学会（BEMS）に積極的に参加してきた科学者のグループが、〈バイオイニシアティブ・レポート〉（BIR）という草の根プロジェクトを立ち上げた。BEMSはこの研究分野に特化した大きな国際的科学学会である。

EMFに対する予防原則を検討する

BIRは生体電磁気学会（BEMS）のメンバーたちから生まれたものだ。私は2007年にこの学会の会長を務めたのだが、多くのメンバーが参加した2006年のシンポジウムでは、予防原則を紹介する趣旨で運営に携わっている。当時私は、ウィーン大学のミヒャエル・クンディ教授に連絡をとり、共同議長を務めることと、EMF研究の流れでさまざまな環境汚染物質の疫学研究についてプレゼンテーションすることを引き受けてもらった。最後の発表者にわれわれが選んだのは有名なEMFコンサルタントであるセイジ・アソシエイツのシンディ・セイジで、彼女は予防原則の実践的適用について報告してくれた。

予防原則は、環境に悪影響がおよぶ可能性があり、そのリスクの情報が不完全なときに、市民を守るための積極的な予防方針である。通常、私たちはリスクに関する情報の提供を疫学調査に依存しているが、その結果は不完全で不明瞭なことが少なくない。過剰な保護と保護の不足のどちらも高くつくことを考えると、社会に対する潜在的リスクを推定するには、利用できる情報はすべて用いるべきである。より広い視野に立ち、私たちはＥＭＦ曝露の潜在的リスクについて以下の点から学ぶことができると考えている。

- 科学的メカニズム（影響を受ける生理システム、生物学上の閾値、生物学上の変異性など）
  発表者：マーティン・ブランク
- 過去の環境・職業上の危険（喫煙、アスベストなど）への対応
  発表者：ミヒャエル・クンディ
- ＥＭＦに関連した予防原則の実施状況（例、スイス、イタリアほか）
  発表者：シンディ・セイジ

このミニシンポジウムはメキシコのカンクンで開かれたＢＥＭＳの年次会議でおこなわれた。

予定されていた発表とディスカッションからわれわれが学んだのは、つぎのようなことだ。

- ＥＭＦ放射の熱作用から人間を守るために作られた安全基準は、非熱レベルのＥＭＦに影響を受けることが実証されている多くの基本的な生物学的プロセスを考慮に入れていない。
- 生物学的な損傷のエネルギー閾値は非常に低く、したがって健康にとって有害な可能性のある悪影響の閾値もおそらく非常に低い。
- 異なる周波数域に同時にさらされると、曝露した人間は相加的な影響を受ける可能性がある。同様に、累積曝露の影響も考慮されなければならない。

さらに、こうしたＥＭＦの安全性に対する取り組み方には根本的な欠陥があり、現行の規制の微調整や修正で是正されるものではないこともわかった。むしろ、規制へのアプローチそのものを見直さなければならない。メンバーたちはこのテーマにはっきり関心を抱き、ＥＭＦ問題に関する専門知識を使って、より広い層にこの評価を知らせたいという意欲も疑いようがなかった。シンポジウムとディスカッションに参加したわれわれは、何かをしなければならない、自分たちならそのプロセスをはじめられると気づいたのだ。

国際的研究の成果――〈バイオイニシアティブ・レポート〉

シンポジウムで火が付いた参加者たちはバイオイニシアティブ・ワーキング・グループを結成し、やがて〈バイオイニシアティブ・レポート〉（ＢＩＲ）を生み出した。ＢＩＲ（ダウンロードして読むことができる。http://www.bioinitiative.org）は、ＥＭＦによる生物学的影響の研究に関連して得られた幅広い科学的証拠の集まりを検証したものだ。データは主に（急速に拡大している）無線周波／マイクロ波曝露の研究に焦点があてられているが、送電線ＥＬＦの研究データもある。疫学的調査とともに実験室での結果も収録した。２０００を超える参考資料が検証、リスト化されており、そこには生物学的影響や健康への影響を示唆する結果もあれば、示唆しない結果もある。ＢＩＲの著者たちは（ＢＩＲに批判的な委員会の多くと違って）検証対象である分野の研究に携わっている科学者たちであり、生体電磁気学会の歴代会長３名が含まれていることをここで強調しておきたい。

ＢＩＲはつぎのように説明している。

このレポートは、低強度のＥＭＦ曝露（無線周波ＲＦと電源周波数ＥＬＦ、そして生物活性があると判明した各種の複合的曝露）による、いわゆる生物学的影響の概説をめざした国際的研究と公共政策のイニシアティブの成果である。このレポートは、研究と現行の基準を検証し、こうした基準が公衆衛生の保護に適しているとはとうてい言いがたいことを明らかにする。

ＷＨＯのほか、米国、英国、オーストラリア、ＥＵ諸国や東欧諸国の機関が積極的にこのトピックについて議論していることを踏まえ、バイオイニシアティブ・ワーキング・グループは独自に科学と公衆衛生の政策の見直しプロセスに取り組んできた。当レポートはこの問題に関して堅実な科学的知見を提示し、意思決定機関と一般の人々に提言をするものだ。

このレポートはシンディ・セイジとデイヴィッド・カーペンターが編集し、２００７年8月にオンラインで発表された。最近では２０１２年に更新されている。

〈バイオイニシアティブ・レポート〉の結論

ＢＩＲの結論は、この本でもすでに述べたことだが、非熱的な低レベル（規制機関が現在安全とみなすレベル）の非電離ＥＭＦ放射から生物学的影響が生じることを示す、一般に認められた既知の科学研究は相当にある、というものだ。実験室研究で記録されたＥＭＦ曝露に起因する被害には、ストレス反応によるＤＮＡ損傷やＤＮＡ活性化などの遺伝毒性作用、そして免疫機能や神経、人間の行動、メラトニン生成への悪影響がある。疫学的調査では、脳腫瘍、聴神経腫、唾液腺腫瘍、白血病、アルツハイマー病、ルー・ゲーリック病、乳がんなどに焦点があてられていた。

ＢＩＲは「一般および職業上のＥＬＦと無線周波への曝露に対する、既存のＩＣＮＩＲＰとＦＣＣの制限は、公衆衛生を保護するには不十分である」ことを確認し、ＥＭＦを発生させるテクノロジーの新たな規制の枠組みを確立するにあたって、国際的な機関や組織に予防原則を採用するよう勧告している。２００８年9月、欧州連合議会はこれに賛同し、ＢＩＲを引用して、現行のＥＭＦ安全基準を時代遅れとして見直すことを５２２対16の圧倒的な得票差で決議した。[4]

ＢＩＲに収録された科学論文を更新し、何本か原稿を加えたうえで、ピア・レビューしたものが２００９年、広く読まれている評価の高い科学誌『病態生理学』のＥＭＦ特集号として発行された。ここではＢＩＲと同じ総合的分野を網羅しつつ、ＤＮＡへの分子レベルの相互作用と脳機能に関する有害な影響を強調している。ＢＩＲの内容のほか、この特集号には環境中の動物へのＥＭＦの影響、生殖機能への影響、ＥＭＦ信号に反応する人間の四肢の驚くべき能力についての記事も掲載された。疫学調査と実験室研究からの、安全基準よりずっと低レベルの

EMFによる著しい生物学的影響の証拠がさらに提示されている。

〈バイオイニシアティブ・レポート〉に対する批判的反応

BIRは各方面で肯定的に受け止められたが、一部に強い否定的な反応も見られた。BIRはその発表方法ゆえにたちまち批判の的となった。通常、科学論文には正式な発表プロセスがあって、その論文の科学、方法、分析がほかの科学者たちによって事前に分析される。BIRの著者たちは、ここでの情報には啓示的な意味があり、このテーマは喫緊の課題であるため、一般の人々がこの報告書に直接アクセスできるようにすべきだと感じていた。だからこそ、私も含めて著者たちは最初にオンラインで発表することを選んだのだ。この発表方法では正式なピア・レビューが割愛されるため、著名な専門家によるパネルを組織し、オンラインで公開するまえにBIRを検証してもらい、ウェブサイトにレポートと一緒に彼らの名前も掲載した。発表前にこうして異例のピア・レビューをおこなったのち、BIRは従来どおりのピア・レビューを経た出版物として2009年の『病態生理学』に発表された。BIRの各論文はいまでは正規の科学的文献の一部となっている。

BIRに対するほかの批判は、レポートの結論がICNIRPやIEEEといった団体の公式な勧告と食い違っているということを根拠にしている。たとえば、BIRの結論では、「無線周波放射は特定の曝露条件下では遺伝毒性がある（DNAを損傷する）と考えられ、そこには曝露レベルが既存の安全限度より低い場合も含まれる」[5]としているのに対し、IEEEの人間と放射線委員会（COMAR）はこう反応した。「この結論は英国の携帯電話に関する独立専門家グループによる証拠の重みのある評価、『スチュアート・レポート』（IEGMP、2000）や、全米研究評議会の専門家パネル（NRC、2008）の結論と一致しない」[6]。

「証拠の重み」を根拠にEMF科学を評価するIEEEのアプローチは、無線通信業界そのものが用いている方法と同じである。低レベルのEMF曝露には生物学的影響や健康への影響はないとする研究の大部分は業界がスポンサーとなっており、そうした研究はEMFと生物への影響との関連性を唱える科学よりも量的には「重い」。お気づきだろうが、このような反論は、BIRで採りあげた科学研究の妥当性や、その科学をどう分析しているかについては論じていない。IEEEの批判は要するに、BIRの結論はほかのグループの科学的コンセンサスと一致しないから無視すべきだ、というものにすぎない。

いまはなきオーストラリア無線周波生体影響研究センター（ACRBR）も、BIRを検証して同様の結論に達し、BIRの著者たちは「それぞれが強い信念を持っているが、それは現在の科学的コンセンサスとは一致しない」と指摘した。[7] ACRBRはこうつづけている。「したがってレポートに書かれていることは妥当ではないとはいわないが、レポートそのものの内容を評価する必要性がある」。このような主張は、ＢＩＲの科学的妥当性に疑問を投げかけることを意図しており、実際にはＢＩＲの科学的な研究範囲と結論のどれに対しても批判したり異議を唱えたりしていない。またＡＣＲＢＲは当初、ＢＩＲが発表する過程でピア・レビューをへていなかったことにも異議を唱えていた。

民間資本の業界団体も同様の反応を見せた。電力中央研究所（ＥＰＲＩ）は、ＢＩＲの結論は「費用効率的」ではないと述べ、その結論が一般通念に反する以上、ＢＩＲを認めるべきではないと示唆していた。

ＩＡＲＣや米国立環境衛生科学研究所（ＮＩＥＨＳ）、世界保健機関（ＷＨＯ）のために先行のＥＭＦ健康リスク評価をおこなった専門家パネルとは異なり、バイオイニシアティブ・ワーキング・グループは政府機関や一般に認知された健康リスク評価組織によって招集されたものではなかった。また、その結論、意見、勧告は過去のパネルが達したものとは一致していない。[8] ＢＩＲの寄稿者たちのＥＭＦの生物学的影響に関する専門知識は、前出の専門家パネルの大半のメンバーの知識を上回っていると私は確信している。

同様に、モバイル・マニュファクチュアラーズ・フォーラムも、ＢＩＲの勧告が「この分野に関して世界各国で発表された１００を超える評価、レポート、政府声明から導かれた結論」

とは異なっていると述べた。[9]

オランダ健康審議会（HCN）はBIRに多くの不満を示したが、私が読んだところでは、彼らが最大の相違点としていたのはEMF排出という問題に予防原則を適用すべきだという根本的な前提だった。「一部実験的な研究では、曝露によってある特定の生物学的影響が起こりうる兆候が発見された」とは認めながら、HCNはこうつづけている。「このような影響が健康への影響につながるかどうかは不明である」。そしてこう結論づける。「バイオイニシアティブ・レポートは、生体システムへのいかなる電磁場の影響も避けるべきであると述べ、その際、影響と被害の違いを無視している。当審議会の電磁場委員会はこのアプローチに賛同しない」。[10]

BIRの結論がEMF基準策定機関の結論と違うのは確かだ——というより、まさにそれこそが、BIRが書かれた最大の理由だった。業界スポークスマンと多くの科学者はEMF曝露の非熱作用という考えをはなから否定する（汚い手に住みついた「細菌」と呼ばれる目に見えないほど小さな生き物が病気の原因になるという考え方を、かつて医師たちが嘲笑したように）。BIRはそれとは反対の証拠を大量に収集した。BIRを批判する者たちはこの証拠に向き合うのではなく、そうした証拠にきちんと取り組まないまま研究の成果を退ける傾向があった。

〈バイオイニシアティブ・レポート〉はアンバランスなのか？

よくあるＢＩＲ批判は、バランスを欠いているというものだ。たとえば、オランダのＨＣＮは、「バイオイニシアティブ・レポートは科学的知識の現状を客観的にバランスよく反映してはいない」と述べた。[11] 同様に、フランス環境・労働衛生安全庁も、「一部のセクションはバランスのとれた方法で科学的データを提示していない……そして［ＢＩＲは］好戦的なスタイルで書かれている」と指摘した。[12] またＡＣＲＢＲも、ＢＩＲが「科学的知識の現状を客観的にバランスよく反映」していないとコメントした。[13]

こうした批判はＢＩＲが２０００以上の研究によるデータを収録し、相容れない発見も記していることを認めていない。著者の多くは彼らが寄稿した研究分野に積極的に貢献している人たちで、現場での経験もあった――そこが批判者の多くとは異なる。さらに、ＢＩＲはのちに更新され、ピア・レビューをへた科学誌に発表されている――ＢＩＲの内容と結論の科学的妥当性を際立たせるプロセスだ。

まえにも述べたように、ＢＩＲの全文は www.bioinitiative.org で入手できるので、興味のある方には時間をとってこの科学研究を読むことをお勧めする。ＢＩＲの著者たちは意見をもっているのか？　もちろん、それは間違いない。だが、だからといってピア・レビューをへた科学そのものがバランスを欠いているということにはならない。ＢＩＲの著者たちがバランス感覚をもっているか否かで、ＢＩＲに提示された根本的な科学が変わるものではないし、人間と環境への潜在的リスクの危険性が弱まるわけでもない。

適用すべき予防原則の内容

『病態生理学』ＥＭＦ特集号（〈バイオイニシアティブ・レポート〉から1年後に発行）の編集者を務めた私は、その号の巻頭言でリスクの圧倒的な証拠を前にしながら無関心でいるという古典的ジョークを紹介した。ひとりの男がニューヨークのエンパイアステートビルの86階から落下した。30階を通過するころ、彼の独り言が聞こえてくる。「ここまでは順調だ……」。

私はその文章をこう締めくくった。「全般的にみて、科学的証拠は健康へのリスクが大きいことを示しており、それを否定することは墜落しているのに『ここまでは順調』と考えるようなものだ。私たちは潜在的な健康問題があることを認識しなければならず、個人としても社会としても責任をもって対処に着手しなければならない[14]」。

具体的にどんなレベルの基準を採用すべきかについては、たしかに議論の余地がある。だが、

ＥＭＦの規制の仕方に大幅な変更が必要なのに、その事実に正面から向き合おうとしない人々には断固として同意できない。すでにＥＭＦ曝露による生物学的影響および健康への影響はくりかえし科学的に立証されている——それも既存の基準をはるかに下回るレベルでだ。喫煙を擁護した人々がそうなったように、こうした人たちが間違った考えに凝り固まっており、公衆衛生を損なうことがやがて明らかになると私は確信している。

予防原則の適用は、電磁放射による健康への影響の根底にある科学など、複雑な挑戦に社会が取り組む際に役立つ手段のひとつだ。低周波ＥＭＦへの曝露と健康への悪影響との厳密な関連性については、いまなお疑問や不確かさがあるだけに、規制は十分な注意を払って作成しなくてはならない。既知の科学から示唆されるのは、既存の安全基準がきわめて不適当だということだ。この問題についての理解が今日よりもずっと限られていた時代の産物なのである。

予防原則の適用とはどういうものか？　欧州環境機関が示す具体的な処置にはつぎのことが含まれる。

- 消費者、とくに若者と子供たち（脳腫瘍のリスクがもっとも高い層）は脳を電磁放射にさらさないようにテキストメッセージ〔携帯メールなど〕とハンズフリーセットだけを使うようにすべきである。

- メーカーは消費者が使いやすいハンズフリーフォンをデザインすべきである。
- 携帯電話には警告ラベルをつけるべきである。
- 企業が助成する研究は、マイクロ波の「加熱」効果に限定するのではなく、より広く生物学的影響に重点を置く必要がある。
- 政府は独立した研究を助成するために携帯電話に研究税をかけるべきである。
- 政府は携帯電話の研究者を業界の敵対者による報復からもっと保護する必要がある。[15]

このリストは携帯電話に焦点をあてているが、利用の仕方に加えて学校内のＷｉ-Ｆｉやスマートメーターなど、ほかのＥＭＦ発生源も考慮に入れなければならない。それに応じて、ほかにも推奨事項を多数追加できるだろう。たとえば、

- すべての携帯電話に機内モードを有効、無効にするハードウェアレベルのボタンをつけるべきである（単純かつ素早い動作で接続とＥＭＦ送信をオフにできるように）。
- すべてのＷｉ-Ｆｉルーターに電源スイッチをつけ、使用する必要がないときは簡単に、かつすぐに電源を切れるようにすべきである。
- 健康上の懸念を理由とした携帯電話基地局の設置制限を禁止する１９９６年電気通信法（Ｔ

CA）の704条は廃止しなければならない。

- 住宅地ときわめて高レベルのEMF発生源（高圧送電線や携帯電話基地局など）とのあいだに認められる最短距離は大幅に拡大すべきである。
- 環境中のEMF放出を最小限にするため、電力会社に住宅地の送電線を地下に敷設するよう義務づけるべきである。
- 一部のハイリスクな職業に従事する人（送電線作業員など）には、仕事中に防EMF素材の作業着を着用するよう義務づけるべきである。
- WiMAXの設置は都市部では禁止すべきで、Wi-Fiは小学校および中学校では禁止すべきである。
- スマートメーターの導入は禁止すべきである。

予防原則の適用は暫定的な段階——急場しのぎの措置——として立案されるとおぼえておくのが肝心だ。行動を起こさずにいるリスクは大きすぎるというほかない。

私たちは引き続き、規制によってEMF放出の監視を強化するよう求めていくが、そのような措置を待っていてはいけない。つぎの章で見るように、潜在的に有害なEMF放射を最小限にするために個人として採用できる手段がある。石器時代に戻るにはおよばない。

第10章 電磁場リスクを最小にする

わが家に潜むEMF放射

数年前、私は電力会社にわが家のEMFレベルの調査を依頼した。郊外の典型的な一戸建て住宅にエンジニアが測定器をもってやってくると、私たちは100メートルほど離れた電柱の上の変圧器からはじめて、家のほうへ歩きながら測定をおこなった。予想にたがわず、変圧器から遠ざかるにつれてEMFレベルは下がっていった。つづいて屋内の測定にとりかかった。ここでも予想どおり、変圧器から離れるにつれ、EMFの放射量は減少していった。

その後、家の中心部に近づくと、驚いたことにEMFのレベルに上昇が見られた。調べてみると、原因はわが家（2本の通りが交わる角にあるため送電線が近い）の裏の通りに設置されている配電線にあることがわかった。

知識や経験をもとにEMF曝露を推測することはできるが、EMFの発生元は覆われたり隠されたりしていることもあり、計測してみなければ確定はできない。ＥＭＦの健康への影響のリスクを最小にする取り組みでは、発生源を突き止めにくい場合があると理解しておくのが大切だ。発生源は携帯電話やＷｉ‐Ｆｉネットワークだけではない（どちらも重要ではあるが）。ＥＭＦを生み出すテクノロジーはどこにでも存在する——都市や郊外ではなおさらだ。

英国にいる同僚がこの事実に気づいたのは、白血病と診断されたある子供について調べたときのことだった。子供用ベッドに沿った壁のすぐ裏に家庭用電源ブレーカーの回路パネルがあったのだ。これはきわめて高レベルのＥＬＦ放射を発生させる。曝露の本当の原因を知る方法は測定以外にない。さいわいにして、測定さえすれば曝露を最小に抑える対策を講じることができる。

ＥＭＦ曝露は制御できる

しばしばマーク・トウェイン作とされる機知に富んだ警句に、「生きて人生を終えることはできない」というのがある。私が所属する学科の元学科長は、内科医の教育を受けた人物で、同じことを（ユーモアは薄まったが）こう言い換えた。「人は何かで死ななければならない」。生体には定められた寿命がある。病気や障害は人生の一部だ。私たちは命をいろいろな危険にさらしている。ふだんからそういったリスクの最小化や抑制に努めていても、完全に避けることはできない。生物有機体の健康に悪影響をおよぼす力との遭遇は、日常生活の一部になっている。

今日、人類は地球という惑星の安定性と現代文明に関して相当数の難題を突きつけられている。たとえば、人口増加、大気汚染、清潔な飲み水の不足、食物や土壌の質の劣化、深海での原油流出、太平洋に浮かぶ小さな大陸ほどの大きさのプラスチックごみの塊、海面上昇、気候変動など、挙げればきりがない。こういった圧倒的な難題に直面すると、リスクから目をそむけるか、運命に身を委ねるかしたくなる。EMFのリスクの場合はなおのことだ。それは目に見えず、においもなく、一般の人々にはあまり理解されていないが、私たちが愛し、日々の活動や職務で依存している機器やテクノロジーから発生するのだ。

だが、EMFの問題は私たち人類が直面するほかの難問の多くとは違う。気候変動への対応には、70億を超える人口を支える食料供給網や水源の構築といったグローバルな取り組みが求められる。この手の問題に一個人が大きな影響力を発揮できると考えるのは、非現実的というほかない。

これに対し、EMF曝露は個人で制御できる部分が大きい。大気中のEMFは放射レベルが高い反面、各種の発生源から離れるにつれて急激に消散するため、発生源とのあいだに120から180センチメートルの距離をつくれば、曝露はたいがい大幅に減る。EMFは（これまでにわかっているかぎり）（炭素放出などとちがって）大気中に広まって残留することはなく、何千マイルも離れた大気の質に影響を与えるものではない（ただし、ミハルムの〝汚れた電気〟の理論［附録2参照］では、放出された一部のEMFは送電系統を伝わり、本来の汚染放射発生源の到達範囲をはるかに超えて拡散するとしている）。

同じように、EMFは何十年も廃棄場に残るものでもない。発生源を取り除けば、放出はすぐに止まってEMFは消滅する。電磁放射にはそうした特性があるため、曝露は大きく減らすことが可能だ（それが本書で述べている健康に悪影響がおよぶリスクの削減につながる）。テクノロジーの使用をあきらめたり、規制機関が安全基準を見直すのを待ったりするまでもない。

EMF曝露を最小にするには？

無線通信業界のプロパガンダとはちがい、ラッダイトのようにテクノロジーを否定しなくてもEMF曝露を最小に抑えることはできる。車のシートベルトの使用は、社会が日常のリスク管理にいかに賢明に取り組めるかを示すほんの一例だ。米国では毎年およそ4万人が交通事故で命を落としているが、私は車の運転をやめない。アンチロックブレーキとエアバッグつきの車に乗り、シートベルトを締め、制限速度を守ることで、自動車事故による死傷のリスクを小さくしている（完全になくすことはできないとしても）。

ＥＭＦ曝露のリスクについても、同じように簡単な削減法がある。カギとなる原則は以下のふたつ。

1　ＥＭＦを発生させるテクノロジーの使用を最小に抑える。

2　使用中のＥＭＦ発生源との距離を最大化する。

ありとあらゆる方法でEMF曝露を減らそう！

・EMF発生源の識別法と測定法を知る

・EMF発生源からできるだけ長い時間、遠ざかる

このアドバイスは基本的に、１９８０年代末から１９９０年代に連邦議会の技術評価局（ＯＴＡ）と環境保護庁（ＥＰＡ）が、送電線、携帯電話、コードレス電話への曝露に関して提唱した「慎重なる回避」政策の細目だ。[1] 慎重なる回避は、ＥＭＦを生み出すテクノロジーの利用はどんどん避けがたくなっていると認めている。知られざる健康への影響が可能性として存在する以上、不要な曝露は避けるのが賢明だ。

強調しておきたいのは、何をもって「安全な」レベルのＥＭＦ曝露とするかが、いまもわかっていないということだ（一部、「安全でない」レベルのＥＭＦ曝露がわかっているケースもある）。これまでの章を思い出していただきたいが、ごく低レベルの放射でもＥＭＦ曝露が生体作用を引き起こすことは、調査研究により実証されている。また、やはり放射レベルのとらえ方のひとつである、ＥＭＦ発生源との「安全な」距離もわかっていない。こうした疑問に答えが出るまでは、発生源からできるだけ遠ざかることが唯一、真のルールとなる。そして安全基準がＥＭＦの非熱作用を踏まえたものになるまでは、その基準を信じたり、基準がもたらす保証をあてにしたりすべきではない。

ＥＭＦの発生源がわかれば、慎重なる回避が可能になる。電子レンジの使用を減らし、使用中にキッチンを離れるのは簡単なことだ。同様に、携帯電話、コードレス電話の使用時間を抑えることもできる。

とはいえ、私が本章の冒頭で紹介した例からわかるように、慎重なる回避は必ずしも単純明快とはいかない。存在しているとは知らないものを避けるのは容易なことではない。それでも多くの場合、測定機器の使用法を学べば、五感ではＥＭＦを検知できないという問題は克服できる。

EMFの発生源を計測する

測定機器のなかには非常に高価なものもあるが、この章で述べている目的には簡易型のもので十分間に合う（精度は多少落ちるが）。必要なのは電磁場を検知できること。高い値を示すのはどこか、発生源からの距離の拡大や電磁シールドの設置で曝露を減らせるかどうかがわかればいい。

あなたはすでに原始的な無線周波測定器を持っているかもしれない。もし、いまも旧式のポータブルAMラジオをお持ちなら、チューニングつまみをどちらかの端（どの放送局も使っていない周波数）までまわし、ボリュームを最大にして持ち歩いてみよう。静電ノイズに耳を傾けると、移動するにつれて静電気のレベルが変わることがわかる。この静電ノイズはラジオが拾った周囲の無線周波の音声による尺度だ。ノイズが大きければ大きいほど、周囲の無線周波のレベルは高い。

非電離域にある電磁レベルをもっと科学的に測定して客観的な数値を手に入れたければ、比較的安価な電磁（EM）測定器を買うか借りるかするといい。EM測定器にはさまざまな種類があるが、本書で述べている非電離電磁放射にはつぎの2種類が適応している。

ひとつめは〈ガウスメーター〉といって、電源周波数の領域に含まれる極低周波（ELF）放射（送電線、屋内の電気配線、電子レンジやヘアドライヤーといった家電用の電源から発せられる）の測定に使われるものだ。家の周囲の送電線、変圧器、変電所、電気機器から放射される電磁場を調べるときは、ガウスメーターの設定を60Hz（居住地域の送電網で使用される周波数が50Hzなら50Hz）にしておくと、0・1mGという弱い電磁場も測定できる。この磁気センサーは、最新のスマートフォンの多くに使われている（この手の機器に搭載されているコンパス機能はこのセンサーによって作動している）。iPhoneかAndroid端末があったら、スマートフォンをガウスメーター代わりにできる無料アプリをダウンロードするといい（正確さにばらつきがあることが報告されているが）。ただし、ガウスメーターが測定できるのは、送電線やAC電源などからの極低周波（ELF）だけだ――携帯電話、Wi-Fiネットワーク、その他のワイヤレス通信から放射される無線周波（RF）／マイクロ波（MW）は測定できない。

電磁スペクトルのうち、RF／MWの計測には〈電力密度測定器〉を使用する。これはRF／MWの電磁放射レベルを検知するものだ（なかにはELF放射用のガウスメーターとRF／MW用の電力密度計を兼ねた測定器もある）。ここでの目的には、0・01μW／㎠（マイクロワット／平方センチメートル）という弱い電磁場も測定できる電力密度測定器が望ましい。

どの電磁測定器でも検知器には針金のコイルが使われている。磁場にはコンパスの針のような方向性があるため、測定器を傾けると針金のコイルが磁場を検知する力が変化する。比較的高価なモデルのひとつに3軸式の測定器があって、これはコイルを3本使っているため、その作用が相殺される。資金にゆとりがある方には、3軸式の購入をお勧めしたい。新しいガジェットの例にもれず、使い方を習得しなくてはならないが、ここでの用途の場合は比較的簡単だ。測定値の正確さは質的な評価（曝露が強いか弱いかを判断すること）に比べて重要ではないからである。

まずはEMFの測定方法を知る人から助言を得て損はないだろう。インターネット上には、有益な情報を提供しつつ機器の販売もおこなうサイトが数多くある。そういったサイトを調べて、どんなものが入手可能で、どれくらいの費用がかかるのか、感触をつかむのに越したことはない。忘れてならないのは、どこに、どれくらいの強さの電磁場があるかを把握すれば、電磁場を避けられるということだ。インターネット上には測定をはじめる助けになるサイトがたくさんある［「電磁波測定器」「比較」などのキーワードで検索すると、日本語のサイトを見つけることができる］。

市販の測定器から精度の高い結果を得る方法

本当に正確な測定値を得たかったら、専門家への依頼を考えるといい。だが、市販の電磁測定器を使った自己測定の精度を高めるうえで、参考になるガイドラインもいくつかある。まず、すでに述べたように、極低周波用の3軸式ガウスメーターに投資するのが最善だ。それ以外の場合は、傾きによって測定値に誤差が生じる（1軸式の場合、測定器を回転させて、いちばん高い値が正しい測定値となる）。無線周波の測定には、電力密度測定器を使用すること。

測定値は日常的な生活習慣を反映させたものにしたい。たとえば、日中は留守がちなのに、昼間に自宅の測定をしても、実際の曝露量は反映されない。日中は高いレベルのＥＭＦを発生するが夜はまったく発生しない機械設備を使用する会社が付近にある場合も考えられる。日頃の生活パターンに即した時間に測定値をとるようにしよう。

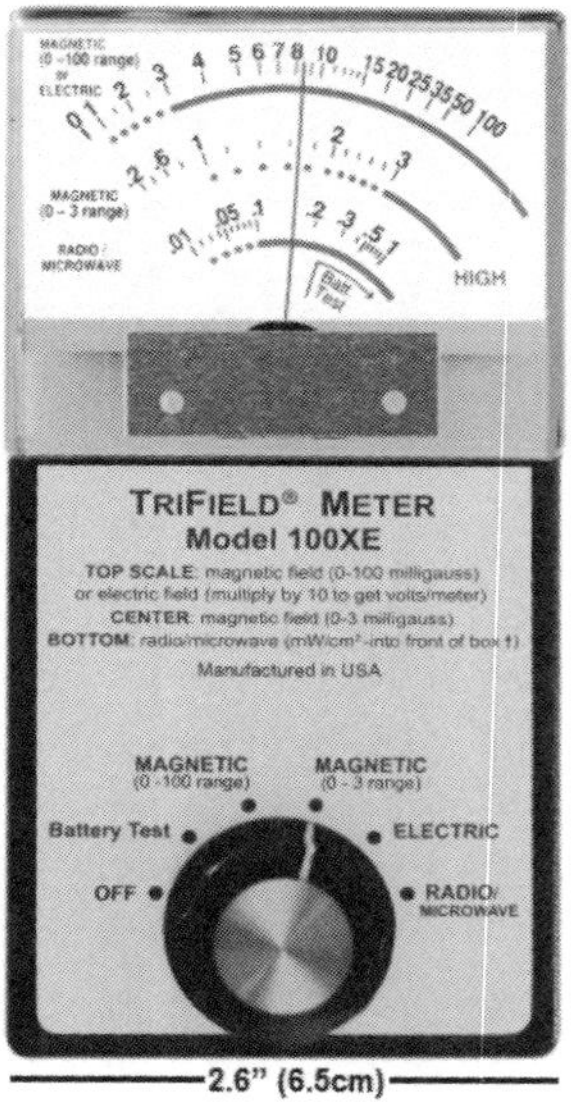

3つの目盛り（ELF電場、ELF磁場、RF電磁場）がある多機能なトリフィールドメーター。じつに手軽で精度は十分だ。

正確な曝露量を把握するには、測定は何度もおこなったほうがよい。たとえば、携帯電話会社は一日のあいだに伝送周波数を変えることがある。同様に、近隣のＷｉ－Ｆｉネットワークは一日じゅうオンオフが繰り返されるし、集合住宅に暮らしていれば、ほかの住人が使用するさまざまな機器や家電製品によってＥＭＦのレベルはめまぐるしく変化する。一度きりの測定でも潜在的な危険を見つける助けにはなるが、全体的なリスクを見極めるには、長期にわたる曝露量の測定が欠かせない。測定回数を増やせば、それだけ精度も高くなる。

最後に、自分が持っている電気製品の電磁レベルを、オンとオフ双方の状態で測定するのを忘れないようにしよう。最近は、電源を完全には切らない機器が多いが、かりに電源を切っても、それらの機器と電源コードに若干の電気が流れつづけることがある。オンオフ双方の状態でEMFレベルを測定することで、日常的な曝露についての理解は深まるはずだ。

リスクと便益《ベネフィット》を秤にかける

電磁測定器による測定でEMF曝露について理解が深まったら、計画を立てはじめることができる。計画は、トレードオフされるリスクと便益《ベネフィット》を個人的に評価し、それをもとに決定するのが望ましい。どのくらい行動パターンを変えるつもりがあるか、その際、どのくらいのコストが見込まれるか？

このような決定はさまざまな要因に左右される。ノーベル経済学賞を受賞したダニエル・カーネマンは、最新の著書『ファスト&スロー——あなたの意思はどのように決まるか？』でこのトピックを詳しく説明している。カーネマンの論点のひとつは、リスクに対する一般の認識はメディアの報道に大きく左右されるというものだ。だから、たとえば竜巻は喘息より多くの人を殺す（ゆえに、より大きなリスクがある）とみなされているが、実際は逆であり、糖尿病による死者よりも事故による死者が多いと一般に思われているが、これも逆が真である。[2] あるリスクがメディアに取り上げられる機会が増えると、そのリスクに対する一般の認知度も高まる。EMF、そしてEMF曝露のリスクは慢性的で、メディアで報道されることもどちらかといえば少ない。それが世間一般の電磁放射のリスクの過小評価につながっている。

メディアの報道は重要だが、人間のリスク認知にあってはならない影響をおよぼす要因はほかにもいろいろとある。カーネマンは、オレゴン大学の心理学教授ポール・スロヴィックによる研究を引用している。リスクを伝えるときに使われる測定単位が、そのリスクの一般認知に大きな影響をおよぼす、というものだ（たとえば、「住民100万人あたりの死者数」と「生産額100万ドルあたりの死者数」を比べてみるといい）。スロヴィックはつぎのように説明している。

「リスク」は、私たちの心や文化とは無関係に「そこ」に存在して測定されるのを待っているわけではない。人間が「リスク」という概念をつくりだしたのは、人生で出くわす危険や不確実性を理解し、対処することに役立てるためだ。危険は実在するが、「現実のリスク」あるいは「客観的なリスク」といったものは存在しない。[3]

テクノロジー依存によって鈍る判断力

合理的なリスク便益計算をさらにやりにくくしているのが、生物活性のあるEMF放射の発生源である機器やテクノロジーへの依存度が強まっていることだ。人間はむかしからレストランへの行き方をiPhoneのGPS地図で探したり、オンラインで買い物をしたり、電子レンジで調理していたわけではない。というより、ほんの1世代ほどまえには、こういったEMFをつくりだす文明の利器はひとつも存在しなかった。20年まえでさえ（携帯電話の所有者はどちらかといえばまれで、ウェブはできてから日が浅く、Wi-Fiはまだ消費者向けに製品化されていなかったし、インターネット接続ももっぱら軍隊と大学の領分だった）、私たちの日々の行動はいまとまったく異なり、常時接続された機器はなかった。テクノロジーは私たちの生活、思考、通信、交流の仕方をあっという間に再定義したのだ。

それどころか、コロンビア大学のベツィ・スパロウ博士による最近の調査から、常時接続された世界は人間の脳の働きをまさしく一変させていることが明らかになっている。「グーグルが記憶におよぼす影響」と題された論文で、スパロウは私たちが自分の記憶をインターネットに託すようになってきているとしている。

4つの調査結果から示唆されるのは、人はむずかしい質問を受けるとコンピュータのことを考えるようになっていること、いずれ情報にアクセスできると予期される場合、情報そのものを思い出す確率が下がり、代わりにその情報にアクセスできる場所を思い出す傾向が高まることである。インターネットは外部記憶もしくは交換記憶の基本形態、すなわち私たちの外部にある情報の集約的な格納場所になりつつある。[4]

スパロウのような研究が示しているのは、以前は人間の脳が担っていた機能を、EMFを発生するテクノロジーに依存するようになったということだ。その傾向が私たちの仲間の多く（とくに若年層だが、限定はされない）の行動に顕著になってきていることを、マサチューセッツ工科大学のシェリー・タークル教授はつぎのように説明している。

家庭では家族がともに座ってテキストメッセージ〔SMS〕を書いたり電子メールを読んだりする。職場では重役が取締役会のさなかにSMSをやり取りする。私たちは授業中やデートの最中にSMSをする（そしてネットで買い物をしてフェイスブックを見る）。私は教え子たちから重要な新しいスキルを教わる。誰かの目を見たまま、別の誰かとSMSをするというものだ。

むずかしいが、できないことはない。[5]

携帯電話依存は〈ノモフォビア〉(nomophobia。"no-mobile-phone phobia"の短縮形)と呼ばれている。携帯電話をチェックせずにはいられない、電話をなくすことを心配する(たとえ安全な場所にあっても)、そしてけっして電源をオフにしないのが特徴だ。２０１２年に英国でおこなわれた調査では、回答者の66％が自分はノモフォビアだと感じていることがわかった(4年前の53％から上昇している)。[6]回答者の報告によると、１日あたり平均34回携帯電話をチェックし、75％がトイレに携帯電話を持っていく。[7]携帯電話でメッセージのチェックを繰り返すうち、その習慣は無意識の行動へと変化する。それは反射神経に組み込まれ、私たちはもはや自分がそれをやっていることにほとんど気づかない。

もちろん、こうした機器の使用と消費の発展に伴う、社会学的、生理学的、神経学的な広範にわたる変化は重要であり、このテーマについてはますます調査研究が進められている。だが、ＥＭＦ曝露という観点からいえば、これは気がかりな風潮だ。ＥＭＦを発生させる機器への依存度がこれだけ高いと、ＥＭＦ曝露に関する合理的な判断を下す能力が阻害される。

毎日のリスク便益計算

人工の非電離EMFにさらされると、そのつど中長期的な健康被害の可能性が高まるというかたちでリスクがもたらされる。そしてリスクはいうまでもなく、リスク便益計算の半分にすぎない。

隣人のWi-Fiネットワークや付近の携帯電話基地局によるものなど、直接的な便益がまったくないEMF曝露もある。これは放棄したいところだが、回避するのはむずかしい。一方、確かな便益をもたらす機器や活動によるEMFに曝露することもある。たとえば、仕事を終えてオフィスを離れたいが、顧客からの電話も受けたいという場合、携帯電話は大いに役立つ。そういったケースでは、EMF曝露から受ける便益に価値を見出せるはずだ。

私の場合、コンピュータが放射するEMFとの関連で病気になるリスクが増すとしても、コンピュータの使用をやめるつもりはない。コンピュータは素晴らしい機器で、仕事や情報収集、コミュニケーション、娯楽といった用途がある。とはいえ、理由はいうまでもないが、曝露時間の制限に努め、自宅ではWi-Fiを使わず、ラップトップ・コンピュータを膝《ラップ》に置かないようにしている。一方、携帯電話はもっていない。車のグラブコンパートメントには妻の携帯電話があるが、使うのは緊急時だけで、電源は入れていない。わが家には有線の固定電話があり、一部、モバイル機器と同じ利点があるVoIP（ボイス・オーバー・インターネット・プロトコル）サービスも利用している。

私がやっているトレードオフや計算をさらに紹介してもいいが、言いたいことはもうおわかりだろう。私はリスク便益計算をしていて、どんなリスクがあるかを承知している。とはいえ、ひとつの方法がすべてのケースに当てはまるわけではない。大好きな多くの習慣がじつは身体に悪い——ある種の食品をとることなど——と承知しておくように、よい点も悪い点も認識する必要がある。よいものも度を越えると悪くなるとしたら、ラップトップ・コンピュータや携帯電話の使用はほどほどにせざるをえない。それぞれの人が個人のリスク便益計算をおこなう必要がある。また、各コミュニティも、学校でのWi-Fiの導入や、エネルギー使用を測定・報告するためのスマートメーターの設置など、新しいワイヤレステクノロジー関連の大きな変化に向き合うときは、同じように考えなければならない。これらの比較的新しい技術はいずれも、曝露する人々のリスクを大幅に高める。同じ便益を得る方法がほかにあるにもかかわらずだ。たとえば、学校はケーブルを使ってインターネットに接続すれば、曝露を避けられる。スマートメーターの設置で直接便益を受けるのは、検針員を雇う必要がなくなる電力会社だ。

EMF曝露を最小化する方法

日々の暮らしのなかで自分はどんなことを変えるつもりがあるかを検討した方には、個人のEMF曝露を最小に抑えるおすすめの方法を紹介しよう。

◉同時曝露を減らす

EMF曝露のリスク便益計算をするときに見落としてならないのは、同時曝露、つまり複数の発生源から同時に曝露することだ。EMF曝露の生体への影響に関する科学的な調査はどれも、特定の電磁放射発生源を重点的に扱っているといっていい。たとえば、ある研究ではELF放射の影響、別の研究では携帯電話の影響、さらに別の研究では電子レンジの健康被害が調査されている。

だが、実際の生活では、電磁スペクトルのさまざまな周波数の電磁放射にさらされるのが普通だ。この種の同時曝露が健康に与える影響に関する疑問には、科学的な答えがない。私としては、予防原則に従い、同時曝露によってこれまでに知られていない健康被害が追加されると想定するのが何よりの安全だと提言したい。ぜひとも同時曝露について検討し、最小限に抑えよう。たとえば、電子レンジを使うなら同時に携帯電話は使わない、携帯電話を使うならWi-Fiネットワークから離れる、といった具合に。

●**高圧送電線の近くには住まない**

「安全な」距離などない。ただし、高圧送電線（配電線の電圧は15〜30kVに対して、高圧送電線の電圧は100〜700kV）から約370メートル以内では健康に影響がおよぶリスクの増大が実証されている。きわめて高いEMFの発生源の近くに住んでいるとすれば、引っ越しを検討すべきだ。

●**変圧器には近づかない**

変圧器付近はEMFがかなり高いが、その強さは距離に比例してたちまち減衰するので、一般的に憂慮すべき発生源ではない。だが、一部の住居は変圧器のすぐそばにある。庭のある場合は、庭での測定もお忘れなく（家よりも庭が変圧器に近いこともある）。

●**携帯電話アンテナからなるべく離れたところで暮らす**

電柱に公然と設置された円筒形の変圧器や高圧送電線が発する極低周波と違って、無線周波

（ＲＦ）のアンテナはさまざまな場所にあり、隠されたり目立たないように工夫されたりしていることが多い。そこから発せられるＥＭＦ信号は非常に低いといわれているが、アンテナが集合住宅の屋上、あなたの寝室のすぐ上にある場合（就寝中に絶えず曝露する場合）は、あまり安心できない。そうしたアンテナがないかどうか、建物と近隣をチェックして、多少の手間を惜しまず、そこから発生しているＥＭＦを測定すること。

◉電気毛布や暖めたウォーターベッドは使わない

電気毛布は電源につながれていると、スイッチを入れて暖めなくても、身体の約15センチメートル奥まで達する磁場をつくり、電場を放射する。疫学研究では、電気毛布による曝露と小児白血病が結びつけられてきた。ウォーターベッドのヒーターについても同じような健康への影響が知られている。

この手の機器の最新モデルの配線には、性能を維持しながらＥＭＦが最小になるよう改良が施されている。電気を流すワイヤの長さを2倍にし、ワイヤを折り返して二重にしただけだが、この設計変更により、隣り合った2本のワイヤに反対方向の電気が流れるようになったため、反対方向の磁場が生じ、相殺されやすい。相互干渉する隣り合ったケーブ

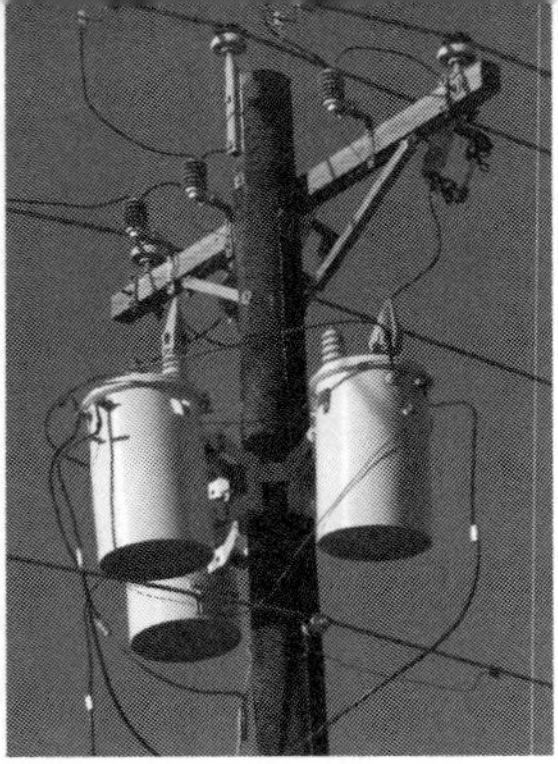

電柱に設置された3台の変圧器

ルから生じる磁場でＥＭＦの力を最小化するこの方法は、送電網におけるケーブルの最適配置の設計にも使われている。一般的な予防策として、このように改良された電気毛布であっても就寝時はプラグを抜くこと。

◉延長コードは離れたところにすっきりと

延長コードはきわめて便利だが、極低周波電磁場を発生させる。延長コードを使用するときは家具から離れたところを通すべきだ。ベッドやカウチの下に延長コードを這わせると、その上で身体を休める家族が高レベルのＥＬＦに曝露することになる。延長コードはまっすぐに敷き、折り返しや輪ができないようにする。折り返しや輪があると、思いがけなく高レベルのＥＬＦが放射されることがある。延長コードをほかの電源コードと交差させないようにしよう。やむをえない場合は、直角に交差させること。

◉コードはきちんと整理する

同じ理由で、電源コードも整理すべきである。何種類かの電化製品や機器を同じコンセントや近くのコンセントにつないで使う場合、それらのコードは重なったり交差したりしやすい。延長コードと同じく、電源コードの重なりは思いがけず極低周波放射を増やすおそれがある。コードをきちんと整理したほうが、極低周波放射は安定して予測しやすい。

◉電気式の目覚まし時計を電池式に交換する

コンセントにつなぐ電気式の時計は、きわめて高レベルの磁場をつくる。発生源では50mG、約30センチメートル先では30mGで、約90センチメートル先まで高いレベルがつづく。ベッドのすぐ横に置いて眠る人が多いからこそ、特別な危険がある。ベッドサイドで時計を使用すると、毎晩、寝ているあいだに近くの配電線と同等のEMFに頭をさらすことになりかねない。電池式の目覚まし時計に替えればELFの放出はなくなる。一般的に、時計はすべて(ほかの電気器具と同じように)ベッドから180センチメートルは離して設置するのが賢明だ。

◉効率を重視する

エネルギー効率のよい器具は、同じ量の仕事を少ない電力でおこなうという意味で価値がある。エネルギー効率の悪い旧モデルに比べて汚染も少ない。それは、エネルギー効率のよい器具は効率の悪いモデルに比べ、同じ量の仕事をこなした場合のEMF放射が概して少ないということでもある。

●蛍光灯は使わない

蛍光灯や電球形蛍光灯は白熱電球よりはるかに多くのＥＭＦを発生させる。オフィスの天井によく使われるタイプの蛍光灯の場合、15センチメートルほど離れた場所の計測値は１００ｍＧにもなる（これに対して、１個の白熱電球から約30センチメートル先では６ｍＧ程度だ）。ただし、それは距離が大きくなるとともに急速に減少していく。とはいえ、それは蛍光灯が関連するＥＭＦの危険のごく一部にすぎない。白熱電球（電球内のフィラメントに電流を流して発光させる）とちがって、蛍光灯は高電圧を使って管球中のガスをイオン化し、光らせる。残念ながら、これによって、無線周波帯のＥＭＦが追加されることになる（〝汚れた電気〟がつくり出される）。

ＬＥＤ電球は、通常、蛍光灯や白熱電球に比べてＥＭＦ放射のレベルが低い。だが実際には、交流電流を電源とするＬＥＤ電球は配線次第でＥＭＦ放射の強さが大きく変わることがある。

●調光スイッチや三路スイッチは使わない

調光スイッチは、居住者の行動や時間帯、気分に合わせて光の強さを調節できるため、多くの家で重宝される。調光スイッチは電球に供給する電力を電圧の操作で変えるため、相当量の極低周波が付加的に生成される。調光スイッチはすべて取り外すこと。どうしても必要なら、３段階切替ランプ（連続的なスペクトルから選ぶ調光スイッチと異なり、３段階の強さの光が設定されたもの）に取り換えるといい。

三路スイッチ（ひとつの照明器具を2か所でオン／オフできるスイッチ）も極低周波の放出レベルの著しい上昇を引き起こすことがある。多くの場合、屋内の極低周波電磁場を増大させるかたちで配線を組まざるをえないためだ。三路スイッチは取り外すか、無効にするかしよう。

◉電熱式床暖房は使わない

床下にワイヤを埋め込む電熱式床暖房を使用すると、ＥＭＦのレベルが床で１００ｍＧを超えることがある。腰の高さでも30ｍＧだ！　もちろん、これは床暖房を設置した場所全体に当てはまる。こうしたシステムの導入は回避するのが最善だ。

◉電子レンジは使わない

誰もが電子レンジなしで暮らしていた時代はそう遠いむかしのことではない。電子レンジがあるといろいろと便利になるのは確かだ。だが、アメリカで許容されているマイクロ波漏出量の上限が電力密度５ｍＷ／㎠であるのは注目に値する――ヨーロッパの多くの国の約５００倍から５０００倍なのだ［日本では、動作中の電子レンジの表面から５㎝の箇所で、扉を閉めている状態で１ｍＷ／㎠、動作が停止する直前の扉を開いた状態で５ｍＷ／㎠が上限とされている］。しかも、これは電子レンジが放射するＥＭＦの一部にすぎない。電子レンジはさらに約２００ｍＧの極低周波電磁場を発生させる。ＥＬＦ曝露は距離とともに急激に減るが、レンジ付近の電磁場は危険だ。電子レンジの使用は極力控え、使用時には健康を害することのない距離をとる、もしくはいっさい使用しないこと。

◉電子レンジは手入れを

と書いてみたものの、あの便利さを思えば、おそらく多くの人はこれからも電子レンジを所有し、使用をつづける。その場合は、どうか心して使っていただきたい。というのは主につぎの2点についてだ。ひとつめは、使用中はキッチンを離れること。放射されるＥＭＦは距離とともにぐっと低下するので、レンジから離れれば、そのぶん使用中のＥＭＦ曝露は減る。ふたつめは、電子レンジの点検と修理をすること。これだけ普及しているのに、電子レンジが点検・修理されることはめったにない。食品医薬品局（ＦＤＡ）が定めたマイクロ波の漏出量の上限５ｍＷ／㎠は、新品のレンジの基準だ。数か月、数年と使ううちに、電子レンジのマイクロ波放射は増えていく。適切な点検・修理をすれば、放射は抑えられる。

◉高電磁場機器は外に面した壁沿いに設置する

高レベルの電磁場を放出する家電機器の多くは、設計上、背面から放射される電磁場がもっとも強い。たとえば、冷蔵庫や多くのテレビがそうだ。こういった大型家電は外に面した壁沿いに設置し、隣接した部屋にEMFを発生させないようにすること。当然、集合住宅に住んでいる場合はその壁の向こうがよその家の寝室や居間になっていることもあるので、隣人にも配慮すべきである。

◉機内モードは機内専用ではない

ほとんどの携帯電話には「機内モード」という設定があって、すべてのワイヤレス通信を無効にすることができる。これは飛行機内で、乗客が持ち込んだ機器から生じる無線周波／マイクロ波が飛行機の機器に干渉するのを防ぐためのものだ。

機内モードになっていないとき、携帯電話は常時基地局と交信し、無線周波／マイクロ波の放射をつづけている（Ｗｉ－Ｆｉに接続しているスマートフォンはなおさらだ）。これは通話中かどうかとは無関係にいえることだ。だが、データ接続を切断すれば、放射は止まる。通話の発信、着信をする必要がないとき、電話は機内モードに切り替えること。

そして、もちろん、携帯電話の電源を完全に切ってもいいのだということをお忘れなく――

毎晩、就寝前には必ずそうすべきだ。

◉ポケットは携帯電話を入れるためのものではない

多くの人が携帯電話をポケットに入れている。とくにズボンのポケットだ。これがどれくらい危険かはいくらいってもいい足りない。おぼえておいてほしい、携帯電話はマイクロ波通信機器であり、電源を切らないかぎり、つねにマイクロ波信号を送受信している。ズボンのポケットは生殖器にきわめて近いところにある。携帯電話はラップトップのケースやハンドバッグ、書類カバン、バックパックなどに入れること——電源を切っていない携帯電話をポケットに入れてはいけない。

◉SAR（比吸収率）はほとんど意味がない

附録2で詳しく述べているように、携帯電話メーカーと連邦通信委員会（FCC）が携帯電話の全機種について計測しているSAR（比吸収率）には限界がある。そのため、この尺度は安全性の指標としては実質的に意味がないし、使用者の健康にかかわる判断の基準として信頼すべきではない。

◉すべてのコードレス電話が同じ方式でつくられているわけではない

コードレス電話は携帯電話と同じ種類の有害な電磁場を放射する。だが、コードレス電話は携帯電話よりもたちが悪くなりかねない。親機に基地局があるため、家がつねにマイクロ波で満たされることになるからだ。できれば固定電話にコードレス電話を使用しないこと。ほかにも選択肢はある。長い電話コード、長いコードつきのヘッドセットなどだ。

コードレス電話を使用するとしたら、DECT方式のモデルは、使用中か否かにかかわらず常時マイクロ波を放射していると認識すること。非DECT方式を買うこと。さらに、できればより低い周波数で通信するコードレス電話（5・8GHzではなく900MHzが採用されているものなど）を購入するようお勧めする。

◉ヘッドセットを使用する——ただし、勘違いのなきよう

コードレス電話や携帯電話では、ヘッドセットが使用されることが多いが、なかにはワイヤレスのものもある。ワイヤレスのヘッドセットは避けたほうがいい。マイクロ波発信機を交換することにしかならないからだ。コードのついたヘッドセットは、脳とマイクロ波放射源との距離を広げるのに役立つ。だが役に立つのは、電話を身体から離している（そしてたとえば、ズボンの前ポケットに入れていない）場合だけだ。コードつきのヘッドセット（使用中、コードが身体の横にぶ

ら下がりやすい）は、接続先の電話から発生するEMF放射のアンテナとして機能し、無線周波／マイクロ波放射に曝露する身体の部分を広げるおそれがある。

いま多くのウェブサイトで販売されている「エアチューブ式」のヘッドセットを探してもいい。スピーカーにワイヤを接続する代わりに、空気の振動を利用するヘッドセットだ。これを使えば、標準的なヘッドセットの使用時にさらされる放射を減らし、ことによると除去できると主張する者も多い。

残念ながら、その説はまだ科学的に証明されていない。繰り返しになるが、最善のアドバイスは、こうしたワイヤレスの通信機器の使用を最小限にするということだ。それができなければ、コードつきかエアチューブ式のヘッドセットを使用すること。ただし、それでマイクロ波への曝露がゼロになるという勘違いはしないように。

◉ラップトップやタブレットを膝の上で使わない

名前とは裏腹に、ラップトップ・コンピュータ（ノート型PC）は膝《ラップ》の上での使用には向かない。アップルの広告にはカウチでくつろぎ膝に置いたiPadを見るユーザーが出てくるが、Wi-Fi対応のタブレットも同様だ。まず、多くのラップトップやタブレットは、高熱を発し、本書ですでに述べた熱による生物学的影響を引き起こすため、連邦通信委員会（FCC）が保護を目的に安全基準を定めている。この熱を許容できるとしたら、ラップトップやタブレットがテーブルの上にあるときで、膝の上にあるときではない。電源にバッテリー（直流）が使われているなら、この本で述べている種類のEMF放射が高レベルで発生することはないだろう。だが、ラップトップの電源を壁のコンセント（交流）からとったり、タブレットをドッキングステーション経由で壁につないだりすると、機器は極低周波を発生させる。いま一度繰り返すが、極低周波放射の発生源が人の生殖器のすぐそばにあるのは、望ましいことではない。また、ラップトップやタブレットには、当然、Wi-Fi機能が搭載されている。機能が有効になっている装置は、壁の交流電源につないでいようがバッテリー駆動であろうが、無線ルーターと通信するためにマイクロ波を放射する。

コンピュータやモバイルコンピューティング機器は膝の上で使うものではない。EMFを放射するすべての装置と同じく、使用中は身体から極力離し、使用しないときは電源を切るべきだ。同様にWi-Fi機能も、使用しないときは無効にしておくこと。

◉電気カミソリやヘアドライヤーの選択肢を検討する

電気カミソリとヘアドライヤーはすさまじいレベルのEMFを放出する――10センチメートル以内では最大2万mGだ。いずれも頭のすぐそばで使用するように設計されているため、E

MF発生源と脳の距離を広げるのはむずかしい。さいわい、電気カミソリについては選択肢がある。バリカン（剃るというより、毛髪を刈るもの）風の電気カミソリを使うのなら、充電式のものを購入するといい。充電式のカミソリは、壁のコンセントに直接つなぐのとちがって、電磁場が交流（AC）ではなく直流（DC）になる。あるいは、電気カミソリでひげを剃るなら、単4電池を電源とする新種のカミソリを検討してもいい。

ヘアドライヤーはもっと厄介で、低出力の代用品がない。あったとしても、とても使い勝手がいいとはいえず、寒冷地に暮らす髪の長い女性や、自然乾燥を待つ時間がとれない女性にとってはとくにそうだ。ヘアドライヤーにEMF放射が「安全な」レベルの機種はないが、モーター（強い極低周波の発生源）からより安全な距離をとれる壁掛け式のドライヤーならある。モーターが壁面固定部にあって、バキュームホースで温風を頭に送る機種を探すといい（よくホテルで見かける機種の多くは、モーターが手持ちのドライヤー部分に搭載されており、使用中に頭の近くでEMFが放射される。これは避けるべきだ）。もうひとつの選択肢として考えられるのは、頭にすっぽりかぶせるボンネット型のドライヤーで、これはホースでヒーターとつながっている。そういった機種なら、長いホースのおかげで頭をEMFの発生源から遠ざけることができる。

だが、こういった解決法を採用しないなら、ヘアドライヤーの使用を最小限に抑えるか、まったく使わないのが賢明だ。そして、ヘアドライヤーはおそらく子供にはいっさい使うべきではない。強い電磁場を急激に成長している脳や神経系に近づけることになるからだ。

◉イーサネット・ケーブルはいまも存在する

Ｗｉ－Ｆｉは便利だが、本当に必要だろうか？　あなたはコンピュータをあちこちに移動させるだろうか？　Ｗｉ－Ｆｉ対応のタブレットを家で使うだろうか？　コンピュータはずっと同じ場所に置いてあるのではないだろうか？　増していくパワーとスピード、減っていくコスト（さらには、見苦しいイーサネット・ケーブルがなくなること）によって、Ｗｉ－Ｆｉは多くの家庭用ネットワークの事実上唯一の選択肢となっている。だが、通常１か所に据え置かれるデスクトップ・コンピュータを使う人など、多くの場合、Ｗｉ－Ｆｉの代わりにイーサネット（もっとも一般的なＬＡＮの技術規格）を使っても機能性が失われることはない。

また、イーサネット・ケーブルはどんな長さ――最大で数百メートル――にもできることをおぼえておいてほしい。イーサネットに頼っても、家のなかのあちこちからネットワークへアクセスできる状況は変わらない。Ｗｉ－Ｆｉの代わりにイーサネット・ケーブルの使用を（固定電話の場合と同じように）検討すること。Ｗｉ－Ｆｉルーターをそのまま持っておいて、どうしても無線でインターネットを使用しなければならないときに、電源につないでもいい。

◉Wi-Fiルーターの電源スイッチの使い方を学ぶ

どういうわけか、私たちはWi-Fiルーターを一日じゅうつけっぱなしにするようになった。というより、私が見たところでは、多くのWi-Fiルーターには「オフ」のスイッチさえない――そういった機器の電源を落とすには、物理的にプラグを抜くしかない。私が知るかぎり、使用していないときにルーターの電源を切る者はごくわずかだ。だが、電源がはいっていれば、Wi-Fiルーターは家やオフィスにマイクロ波を放射しつづける。そうすることで、インターネットへのアクセスが非常に便利になる――そして余計な曝露が大量に生じることにもなる。使用していないときは、Wi-Fiルーターの電源を切ること。

◉電源を切れない機器のプラグは電源タップに

昨今の多くの電子機器は、電源を切ったつもりでも、電力供給が完全に断たれることはない。だが、そのような製品も「オン／オフ」スイッチのついた電源タップにプラグを挿すのは簡単だ。機器のプラグを電源タップに挿しても、電源タップのスイッチを「オフ」にしておけば、電力は流れない。Wi-Fiルーター、テレビ、コードレス電話の親機など、「オフ」のスイッチがない機器を電源タップにつなげば、ボタンをひとつ押すだけで全部の電源を切る――完全に切る――ことができる。電源タップは安価でどこでも入手できるし、機器の電源（とそこからのE

MFの放射）をすばやく簡単に止めてくれる。

◉スマートメーターは避けるのが賢明《スマート》

国じゅうの電力会社がスマートメーター技術への切り替えにいよいよ力を入れてきている〔たとえば東京電力は、2015～2020年の間に「当社サービス区域すべてのお客さまへ設置できるよう検討を進めています」としている〕。スマートメーターを導入すると、電力消費量を調べる係員を顧客の家に派遣する必要がなくなるので、人件費が削減される。また、電力消費量の計測が継続的におこなえるため、はるかに効率がいい。結果、電力会社には全顧客の電力消費量のリアルタイム・データが供給されるので、送電系統の管理方法に関してよりよい決定を下せるようになる。さらに、スマートメーター・システムには、多くの器具に接続された無線ディスプレイ装置も含まれるので、家庭への設置が完了して使用可能になったら、居住者はデータにアクセスして電力消費量をチェックしたり調整したりできる。このシステムがあれば、電力会社も電力消費量のピーク時には電力消費の高い機器のスイッチを切り、エネルギー消費量を減らして送電系統の安定を図ることが可能だ。そうした理由から、スマートメーターは一般的に「環境配慮型《グリーン》」テクノロジーととらえられている。

だが、この技術は無線通信に依存している。スマートメーターからの曝露の正確なレベルは確定がむずかしい。電力会社は一般的にどのくらいの頻度でメーターが無線通信をするか、明確な情報を提供しないからだ（伝えられるところでは、30秒に1回から4時間に1回のどこからしい）。電力会社は、これらの装置からの無線周波放射は連邦通信委員会（FCC）の限界値を大きく下回ると主張しているが、その主張は独立機関が実証したものではない。また、それが正しいとしても、FCCの基準が長期的に反復される曝露による疾患を予防するうえで十分でないのは、すでに見たとおりだ。スマートメーターは家庭内でますます当たり前のものになっている無線周波放射の新たな発生源でしかない——しかも携帯電話やコードレス電話とちがって、電源が切られることはない。想像してみよう、集合住宅に暮らしていて、自分の部屋が始終交信しているスマートメーターのすぐそばにあったら、どれほどの曝露になるか！

地元の電力会社や自治体がスマートメーターの導入を検討しているとしたら、計画への反対運動に参加することを真剣に検討すべきだ。これはまだ新しいテクノロジーで、長期的な健康への影響はまったくわからない。スマートメーターがあれば電力会社は人件費を大幅に節減できるが、ユーザーは自宅で1日じゅう作動する無線通信機にさらされ、大きなリスクを負うことになる。プライバシーの問題も持ち上がっている。いずれにせよ、私たちの知る科学によれば、懸念せざるをえない。

◉メガネフレームをプラスチック製に、マットレスをフォーム素材に取り替える

多くの金属はEMFを伝導してアンテナとして機能する。したがって、メガネをかけるなら、フレームの材質には金属ではなくプラスチックを選んだほうがいい。メガネの金属フレームはアンテナとなって、ラジオや携帯電話の電波を集めて直接脳に送ることがある。同様に、マットレスも従来のタイプより、フォーム素材のもので眠るほうが安全だろう。従来のマットレスには金属のスプリングがはいっていて、それがアンテナとして機能すると、睡眠中に身体へEMFを集めることがある。こうしたスプリングは放射線の反射ビームを加えることでEMF放射量を2倍にする可能性がある。

◉EMF曝露を最小に抑えるツール

電磁測定器やほかの機器（壁掛けタイプのヘアドライヤーなど、EMF曝露を減らすように設計された機器）を購入することについては、すでに述べた。それを別にすると、ここまでの対策はおおむね、新しい装置を買う必要のないものだが、興味がある方のために、EMF曝露を減らすことに役立つ購入可能な製品を紹介しておこう。

ここで私が、人々の恐怖や不安、疑念をあおって利益を得ようという詐欺師が販売するまがい物がたくさんあることにふれなかったら、それは怠慢というものだろう。その手の製品の根

拠とされる科学的な主張について、かならず調べることだ。こうした業者に具体的な主張（「この製品は極低周波電磁場を○○パーセント削減します」など）をする資格があるのか？　その主張は研究で裏づけられているのか？　そうでなければ、買うのは見送ろう。さいわい、多くのサイトが製品探しのガイダンスと支援を提供し、確実に看板どおりの質の高い商品だけを買えるよう手助けしてくれている。

◉電磁シールド

人気のある製品のひとつに、ＥＭＦの放射を遮るものがある。磁場はさまざまな材質や物質を透過するが、どんなものも透過できるわけではない――したがって、電磁放射を遮るのは可能だ。放射の発生源を遮蔽する（ＥＭＦがおよぶ範囲を狭める）方法と、自分の身体を遮蔽する（身体が吸収するＥＭＦを減らす）方法がある。

〝EMF shielding〟（〝電磁シールド〟）をグーグル検索すると、科学の実験機器用のものがずらりと並ぶことになるだろう。科学者や研究者が使用するハイテク機器の多くは高レベルのＥＭＦにきわめて敏感なため、そうした実験機器を保護するために電磁シールドが使われる。これらは各種のファラデー・ケージであることが多い。ファラデー・ケージとは金属製の籠で、金網の目が特定の周波数の電磁放射を遮断する大きさに設計されている。大半の人には実用的でないとか、魅力がないと思えるだろう。だが、特殊な装置によって高レベルのEMFが発生する環境で働いている人は、従業員の厚生という観点から、その装置のまわりにファラデー・ケージを設置するよう雇用者に頼んでみるといい。

電磁シールド製品には市販されているものもある。たとえば、電磁シールド素材の布を買い、壁にかけてEMF放射を抑えたり（隣人の冷蔵庫の背面が壁を隔ててあなたの部屋に向けられているときなど）、衣類をつくったりしてもいい。さらに、無線周波EMFを通さない帽子や野球帽など、既製服を買うこともできる。リーバイスの1ブランドであるドッカーズは、RFをはじく素材で仕立てた「携帯電話ポケット」つきのメンズパンツまで販売している。壁や天井、床にEMFの放射を抑えるEMFシールドペンキを塗ってもいい。

こうした電磁シールド製品が遮断できるのは、特定の周波数のEMF――一般に極低周波もしくは無線周波／マイクロ波――だけだとおぼえておくこと。すべてのEMFをブロックできるわけではない。

◉ステッツァー・フィルター

グレアム‐ステッツァー・フィルター（一般にステッツァー・フィルターと呼ばれている）は〝汚れた電気〟（附録2参照）を濾過する装置だ。ステッツァー・フィルターは電気配線から極低周波放射を除去するものではないが、家庭やオフィスの電気配線からのより高い周波数のEMF放射への曝露を減らす。ステッツァー・フィルターの効能（製品の技術的メリットおよび、フィルターの使用による実証された健康への好影響に関するもの）は、サム・ミルハム博士が発表したピア・レビューずみの研究で実証されている。ステッツァー・フィルターの詳細については、www.stetzerelectric.comを参照してほしい。

◉シールド電源ケーブル

延長コードを使う場合は、最良の絶縁を施したもの（すなわち、接地できるシールドケーブル）で極低周波放射を抑えるのが望ましい。同じことはこうした延長コードや電源タップ、あるいは直接壁のコンセントにつないだ電源コードについてもいえる。これらのコードから放射されるEMFのレベルを測定すれば、どれが最大の悪者かわかるだろう。こうした場合は（前述の電磁シールド製品を使い）、コードにシールドを施してみるのもいいし、コードをすっかり交換してもいい。一部のEMF関連サイトでは、極低周波シールドを強化した電源コードを販売しているので、製品の付属コードと交換して使用することができる。こうした機器の扱いには潜在的な危険が伴うため、電源コードの設置はすべて資格のある電気工事士に任せるべきだ。

◉職場で

私たちは職場でも家庭と同じようなさまざまな曝露をコンピュータや電気製品から受けている。コピー機やファクス機などの事務機器も、反復曝露の原因となる。職場では、ほとんどの人が危険なＥＭＦ放射の発生源にさらされるが、特定の仕事に携わる人々はとくに健康のリスクが高い。電気工事士、送電線や携帯電話基地局の作業員、溶接工、裁縫師、旅客機の乗務員、線路作業員――どれも、人工あるいは天然の電磁放射への曝露が原因で健康上のリスクが増大すると実証された職業である。

個人のＥＭＦ曝露に関するリスク便益計算では、職場での曝露も考慮しなければならない。だが、家庭に比べて職場の環境をコントロールするのは困難だ。職場のＥＭＦのレベルは甘んじて受け入れがちかもしれないが、減らす努力をしても損はない。多くの場合、これは知識の問題にすぎないのだ。

◉私自身の職場での経験

コロンビア大学メディカルセンターの私の研究室が、同じ建物の異なるエリア、施設管理部の近くに移転した際、私は自前のＥＭ測定器で電磁放射のレベルを測定した。予想よりはるかに高いレベルだとわかった。周囲の部屋についても調査すると、いくつか変わった発生源が見つかった。たとえば、建物内にいる修理技師に連絡をとるために使われていた放送用のアンテナである。

施設管理部の部長に話すと、彼は私が測定した結果に興味を示した。そのあたりをざっと調べてかまわないかと私は尋ね、同意を得た。実際、そのあたりにはホットスポットがいくつかあった。とくに極低周波を発する電力会社のケーブルを建物に引き込んでいる場所と、無線周波の放送用アンテナがある場所だ。私は彼に結果を見せ、これまでにわかっている科学について説明した。さいわい彼は関心を示し、心配している様子だったが、その時点では私が提起した問題に関して手を打つことはできず、そのつもりもないように見えた。

ところが、およそ1年後、大学は建築工事をはじめ、その間、EMFが高い数値を示したエリアで働く職員をよそへ移し、元のエリアを保管庫に改装した。私は工事責任者に会い、許可を得て前回と同じ場所でEMFの追跡調査をおこなった。すると実際のところ、大学はEMFのレベルを低下させ（おそらく絶縁を強化する、配線をやりなおす、などといった方法を実践したのだろう）、そのエリアの職員の曝露を最小限に抑えていたのだ。私は責任者に調査報告書を送った。

EMF計測結果報告　2009年7月1日

ブラック・ビルディングの外壁沿い、および地下のホールでおこなった極低周波（60 Hz）と無線周波（0・5MHz〜3GHz）の計測結果を簡単に報告する。数値はスポット測定で得たもので、1日のあいだに変動しやすいが、同じ曜日のおおよそ同じ時刻を選んだ（ランチタイムは比較的穏やかな時間帯でもあるだろう）。

建物の電気通信局の側から、施設管理部の側へ、ほぼ中間地点の1か所を挟んだ3か所の測定値を順に、新/旧の形式で列記する（新は2009年6月29日、月曜日、午後12：30に、旧は2008年12月1日、月曜日、午後12：30に測定したもの）。

EMFの値は1か所をのぞいてすべて減少していることを喜んでいただけるだろう（唯一の例外――2・8/1・9――は事実上変化なし）。予想どおり、外壁沿いは60HzのEMFが大きく減少したが、無線周波（RF）は依然として高く、それは電気通信局側に顕著である。

大学はほとんどいつも研究施設の改築をおこなっているので、私の最初の報告と工事中に生じた変化のあいだに直接的な関係があるかどうかは定かでない。ただ、改築が必要な建物には見えなかったので、私としては事実を聞いた大学側が、機を見て適切なことをしたものと信じたい。EMF曝露のリスクを説明し知らせる目的で、こういった情報を携え、雇用者や同僚にけんか腰にならずに働きかけるのも、けっして悪くないということだ。うまくすれば、自分自身の曝露も、同僚たちがさらされる電磁放射レベルとともに大幅に減らせるかもしれない。悪

外壁	電気通信	中間地点	施設管理
60 Hz（mG）	2.2 / 20	1.1 / 38	0.6 / 15
RF（μW/cm²）	22 / 39	9 / 28	6 / 85

地下	電気通信	中間地点	施設管理
60 Hz（mG）	3.6 / 4.5	2.8 / 1.9	3.2 / 3.4
RF（μW/㎠）	6 / 11	7 / 11	2 / 12

くても、目に見えず、あまり理解されていないEMF曝露のリスクを知らせる役には立つだろう。

まとめ——できるだけ離れたところにいよう

EMFを発生させるすべてのテクノロジーに関して、慎重なる回避を実践することをおすすめする。そこには携帯電話やWi-Fiだけでなく、電子レンジ、ヘアドライヤー、テレビも含まれる——交流電流で作動する、あるいは無線通信を使用するあらゆる機器が発生源となるのであり、その発生源への曝露を最小限に抑えなくてはならない。電磁場の強さは放射の発生源からの距離に伴い急激に弱まるので、あなた自身の曝露を大きく減少させるために、発生源からできるだけ離れたところにいることだ。

この章で紹介した対策はすべてを網羅するもので

はないが、ＥＭＦ曝露に関してあなた個人のリスク便益計算を考えるうえで出発点にはなる。この問題についてより深く考え、自分自身の曝露（とＥＭＦを生成する機器との関係）に目を向けはじめたら、現代文明とは分かちがたく思える電磁放射からのリスクを最小に抑えるために、ほかの選択肢や代わりの手段を検討するようになるだろう。

慎重なる回避は有用なアプローチだが、たいていの人よりはるかにＥＭＦに弱い人々のグループがある。このグループにとっては、そうした実践的技術だけでは十分ではない。つぎの章で述べるように、彼らは非電離電磁放射への曝露を減らすために、さらに大きな苦労を強いられる。

第11章 子供と電磁過敏症

低レベルのEMF放射と小児白血病

ＥＭＦ曝露の健康への影響に関する調査の多くは、もっぱら成人に注目してきたが、ＥＭＦ曝露が当初、環境問題として浮上したのは、子供の健康に対する懸念からだった。１９７９年、ナンシー・ワートハイマーとエド・リーパーは、送電線からの極低周波ＥＭＦへの曝露と小児白血病のリスクとのあいだに相関関係を発見した（３章で述べたとおり）。なかでも気がかりだったのは、そのふたりの研究者がごく低レベルのＥＭＦ放射にこの小児がんとの相関関係が見られるとしていたことだ。その研究は大いに物議を醸し、そこから数々の追跡研究が生まれた。そのひとつが科学者サム・ミルハム博士の調査である。

ミルハムの研究（３章参照）では、極低周波への曝露と小児白血病の相関関係も観察されている。ミルハムは国の送電網がつくられていた当時の全米の死亡記録など、公式文書を調べた。そして、今日見られる小児白血病のパターン――罹患率のピークが3歳から4歳――が電力の導入に対応していることを発見する。子供の白血病がそうしたパターンで発症するようになったのは、送電網から放射される極低周波を浴びてからなのだ。しかも、このような小児白血病のパターンは、サハラ砂漠以南のアフリカなど、人々が極低周波にさらされない地域ではいまも見られない。

2002年、極低周波と小児白血病に関する全累積データを世界保健機関（WHO）の国際がん研究機関（IARC）が評価した際、ワートハイマーとリーパーが最初に下した結論が支持され、電源周波数の電磁場（ELF）への曝露は「がんの原因となる可能性がある」と判定された。IARCは無線周波EMFとがんについても同様の評価を2011年に下し、警告の対象を広範囲の非電離放射に拡大している。[1]

子供たちのほうがリスクが高い

子供の身体は大人とは機能の仕方が異なる。この章の文脈上、もっとも重要な違いは、子供は絶えず急速に成長することだ。子供の成長の速さは細胞分裂のペースもずっと速いことを意味する。したがって、子供のDNAは通常のタンパク質合成の最中に発生するエラーの影響を格段に受けやすいし、損傷を受けたＤＮＡも（細胞分裂や複製を通じて）より多くの細胞に引き継がれる可能性が高く、より遠くまで、より速く体内で広がっていく。

そのうえ、子供の頭蓋骨は薄いので、大人に比べて外部の力から脳の神経細胞を保護しにくい。さらにまずいことに、研究によると、携帯電話から吸収される放射の量（比吸収率）は、子供のほうが大人より大きい。子供の電気伝導率は大人よりも高いからだ。[2] つまり、そうした要因の複合的な作用で、細胞複製やタンパク質合成のあいだに電磁信号は子供の脳により深く侵入し、より多くの細胞のＤＮＡに影響をおよぼすことができる。

フィンランドのヘルシンキ大学の研究では、子供は脳の機能により微細な影響を受けやすいと思われる理由が示されている。その研究者たちは、携帯電話の放射（９０２ＭＨｚ）への曝露によって子供の認識機能障害が生じることを実証した。15人の子供が９０２ＭＨｚの電磁放射に曝露する場合としない場合で、聴覚記憶のテストをするよう求められた。その結果は、「子供が認識処理をするあいだに、携帯電話が放射するＥＭＦは脳の振動応答に影響を与えることを示唆している」[3]という。言い換えると、携帯電話の放射への曝露は子供の脳の機能に影響を与えることが示されたわけだ。

非電離電磁放射への曝露によって生じた健康上のリスクは、どれも大人より子供のほうが高くなるようだ（7章で述べたように、子供という高リスクの集団を除外したことが、〈インターフォン〉研究が厳しく批判されている点のひとつだった）。簡単にいうと、同じ携帯電話を同じ場所で同じ期間使った場合、大人よりも子供のほうが被害は大きい。この点だけを考えても、『スチュアート・レポート』（英国の公衆衛生大臣の要請で、携帯電話に関する独立専門家グループが2000年に発表）が英国の乳幼児と児童のEMF曝露を制限するよう提案したのは至極当然のことだった。

子供は神経系が発達中で、頭部組織のエネルギー吸収率が高く、生涯の曝露期間が長いため、さらに脆弱かもしれない。われわれは予防方針に従い、現時点では、子供たちが携帯電話を広く使用し、不必要な通話をすることはやめるべきだと考える。携帯電話業界にも子供たちに携帯電話の使用を奨励するのは控えるよう勧告する。[4]

シンプルで役に立つアドバイス――子供は携帯電話やコードレス電話を使うべきではない。

保育器の危険性

現代の子供は過去のどの世代よりも高レベルの電磁放射にさらされるだけでなく、より低い年齢からさらされる――子宮から出たとたんに高いレベルで曝露する子供もいるほどだ。早産児や多くの病気の赤ん坊が入れられる保育器（1、2世代まえにはなかった）は、生存と回復に必要な環境を提供するためにつくられている。適切な温度調節と空気の循環の維持に必要なこの機器は、EMFを発生させ、それに子供は絶えずさらされる。そしてさらなるEMFの負荷を発生させるのが、子供の生理変数を監視し、記録する計器類だ。こうした機器全体から生じるEMFは、保育器のマットレスの上でおよそ12mG。白血病のリスクの高まりと関連づけられてきた電磁場の強さ、3から4mGを何倍も上回る。

カルロ・ヴァレリオ・ベリエーニ教授をリーダーとするフランスの研究者グループが、保育器のEMFによる生理的反応への影響を研究している。彼らの報告によれば、新生児を保育器から標準的なベビーベッド（電磁場は通常の環境レベルである約0・1mGに近かった）に移動させると、まもなくメラトニンの生成が一時的におよそ15％増加したという。[5] ベリエーニの調査結果が示唆しているのは、保育器による低レベルのEMF曝露は、保育器内の赤ん坊のメラトニン生成を妨げたということだ――そして、その影響は赤ん坊を装置から移動させたほぼ直後になくなった。ベリエーニの発見はジョン・ハーランドとロバート・リバーディの調査結果も裏づけているようだ。ふたりは同程度のEMFが乳がん細胞の成長を抑えるメラトニンの作用に干渉することを実証している。[6]

保育器のような医療技術の救命効果は否定できない。と同時に、結果的にそうした装置内の子供に生じた電磁曝露による、潜在的な健康への影響も無視できない。規制機関には保育器など、子供に関連したテクノロジーによる電磁曝露の安全基準をもっと厳しく設定することが求められる。根底にあるテクノロジーにつきものの電磁放射から生じる多くのリスクを緩和しつつ、同じ救命効果をあげる方法があるはずだ。

ベビーモニターによる曝露

今日、多くの親はベビーモニターなしではやっていけない。これもまた比較的最近の文明の利器だ。ベビーモニターはコードレス電話のようにＤＥＣＴ方式のテクノロジーを使い、携帯電話のように信号を送りつづける。たいていのベビーモニターはマイクロ波エネルギーを子供部屋とその周囲に常時脈動させている。このモニターがたいがい子供の近くに置かれるため、ベビーモニターによる赤ん坊の実際の放射曝露は、付近の携帯電話アンテナによるものより強い可能性が高い（実際のレベルを見極めるためには、ＥＭ測定器で計測する必要がある）。

スイスの連邦公衆衛生局が２台のベビーモニター装置を検査すると、そのＥＭＦはＩＣＮＩＲＰ（国際非電離放射線防護委員会）が１９９８年に示したＳＡＲ制限値の２Ｗ／kgを大きく下回っており（実際、制限値２Ｗ／kgの０・５から４％にすぎなかった）、電場の強さも１メートル離れた地点で

2V／mより低かった。規制機関はこの数値を安全とみなすかもしれないが、こうした曝露は細胞ストレス応答の最中のタンパク質合成の刺激など、重大な生理的変化と関連があることがわかってきている（2章で見たように、細胞ストレス応答とは有害のおそれがある刺激に対する細胞の応答のこと）。このような変化が起こりうるということは、その安全の限界値では子供を守るのに十分ではないし、その装置が安全であると断言できないということだ。そのようなテクノロジーは家庭で――とくに新生児や乳児のそばでは――使わないことを強く勧めたい。

子供を守るためになすべきこと

子供はEMF曝露に対して成人よりもっと強固に守られなければならない。したがって、前の章で述べた考慮すべき点や予防策はなおのこと子供にあてはまる。あなたは携帯電話で話す時間を最小限に抑えるべきだが、子供はいっさい避けるべきだ。あなたが一週間にヘアドライヤーを使う日数を減らすなら、子供はけっして使うべきではない。子供がキッチンにいるときに電子レンジを使わないこと。無線放射を利用した製品の安全性を触れ込みどおりに信じないこと――これまで見てきたように、その安全基準は成人に対しても不十分なのだから、もっと敏感で影響を受けやすい子供たちに対してはなおさらだ。

子供が携帯電話を使うべきでないとしたら、Ｗｉ－Ｆｉネットワークが導入されているエリアでもすごすべきではない。もちろん、私たちのまわりにホットスポットが過剰にあることを考えると、Ｗｉ－Ｆｉを完全に避けることはほとんど不可能だ。それでも、フリーのＷｉ－Ｆｉを提供している建物を避けたり、家で使わないときにＷｉ－Ｆｉを切ったりすれば、Ｗｉ－Ｆｉネットワークへの曝露を最小限に抑えられる。だが、子供たちはかなりの時間をすごす学校でも、一日じゅう流れている学校全体のＷｉ－Ｆｉネットワークから放射を浴びるようになってきている。それらはイーサネット接続に替えられるはずだし、コストを追加するだけの価値は十分ある。

テクノロジーの観点から見れば、学校でワイヤレス接続が利用可能になってきたことは大きな魅力がある。このテクノロジーは日々安価になっていて、教育の効果を高める目的で活用できることに疑いの余地はない。だが、その代償（医療費の増加や死亡年齢の低下など）はあまりに大きすぎる。曝露は避けられるのだから、なおさらだ（思い出してほしい。インターネットはケーブルでも接続できる）。

ちょっと計算してみよう。子供が学校ですごすのは１日６時間で、それが週５日、１年におよそ36週間、約12年にわたってくりかえされる（大学まで行けば、さらにいたるところでＷｉ－Ｆｉに曝露される）。高校卒業までにＷｉ－Ｆｉのマイクロ波放射に曝露する時間は、子供１人につき１万２

960時間になる——学校でWi-Fiネットワークの接続を切り、代わりにケーブルでつなぐだけで、1万2960時間の曝露は避けることができる。

しかもそれは校内ですごす時間にかぎってのことだ。浸透しつつある共益サービスの実例に、アリゾナ州ヴェールにおけるWi-Fiのスクールバスへの導入がある。生徒が通学時間をもっと有効に使い、静かにすごせるようにするのがねらいだった。[7] 学校は「行動上の問題はほとんど見られなくなった」と報告するが、この方策のおかげで子供はバスに乗っているときにマイクロ波放射への曝露から逃れられないのも確かだ。

学校でのWi-Fi導入はまだはじまったばかりだ——大規模な健康への影響が報告されるには日が浅い。したがって、Wi-Fiへの曝露による子供の健康への影響を実証する疫学研究はまだ存在していないし、この先数十年は現れないかもしれない。だが、実験室研究では、有害のおそれのある変化がはっきり示され、予防策の強い論拠となっている。

さて、子供時代を通じたマイクロ波放射への恒常的な曝露は、健康にどんな影響をおよぼすのか。それを評価する実験のために、あなたは自分の子供をモルモットにしたいだろうか？　地域全体にWi-Fiへのアクセスを提供する市全域でのWiMAXの導入も、まさに同じ理由で再検討すべきだ。

学校制度に立ち向かうことに親が尻込みするのはよくあることだ。だが、それは不可能ではない。教師もまた同じ放射によって影響を受けることを忘れないように！

学校でのWi-Fi導入を阻止する

私はEMFのDNAへの影響に関しておこなった科学研究（2章にまとめたもの）をもとに、学校でのEMFの増加についてニューヨーク市で講演をしたことがある。そこで会ったひとりが、私の話にとくに興味をもってくれた。近隣の小学校のWi-Fi導入を懸念しているからだった。彼女は、その計画を推し進めているのが教育の専門家ではなく、マーケティング担当者であることを心配していた。だが、彼女が本当に愕然としたのは、子供が学年を通して毎日何時間もこの新しいテクノロジーからの放射に曝露するのは安全なのか、という問題を誰も調査していないと知ったときだった。子供を対象とした安全なレベルを見極めるための研究はまったくおこなわれず、成人用に定められた基準が、成人と若年層との大きな違いを考慮しないまま子供に適用されていたのだ。

彼女がこのことについて子供が通う学校のほかの親たちと話し合ってみると、多くの人が同じ疑念を抱いていた。親たちのグループが自分たちの懸念に学校側の注意を向けさせることに決めたのは、学校がWi-Fiシステムを導入すると発表したときのことだった。親たちの反発を受けた学校側は、少なくとも広報上の問題を抱えているのだと理解した。そこで学校は情報公開の会合を計画し、Ｗｉ－Ｆｉシステムの導入を請け負ったエンジニアリング会社がプロジェクトの説明をし、質問に答えることになった。親たちは関連の研究に携わっている科学者による説明も予定に含めるよう求めたが、これは却下された。学校側は科学者が出席して議論に参加することには同意したものの、予定には入れようとしなかった（これは言い換えれば、当局の定めた安全ガイドラインに沿っていると判断された以上、その方針は実行されるし、その会合は親たちに情報を提供するだけのために開かれたということだ。実際、会合が計画されたころにはすでに導入は着々と進行していた）。

親たちのグループから私に連絡があり、その会合に出席して、安全性を懸念する根拠となる科学的な証拠を示してもらえないかと頼まれた。私は科学について説明することは承諾したが、エンジニアではないので、その導入の技術的な面で意見を述べることはできないと答えた（あとでわかったことだが、私のエンジニアリングに関する初歩的な知識は、導入を請け負った会社の代表者を上回っていた）。

私は早めに学校に到着し、自前の測定器でいくつか測ってみた。測定器のひとつは電源周波数のＥＭＦの計測用で、もうひとつは無線周波の電力密度を測るものだった。学校の外まわり、入り口、講堂、廊下などの場所ですばやく計測した――それだけ測れば、環境レベルの放射や校内の子供と大人双方に考えられる曝露のパターンを見極められる。

会合ではまず学校側が、Ｗｉ－Ｆｉの導入をテクノロジーの重要な進歩であり、子供の教育に大いに役立つはずだと説明した。子供が新しいコンピュータスキルを身につけ、インターネットの教育プログラムを活用することができるのだと。つづいてＷｉ－Ｆｉ導入の請負業者がそのシステムを手短に説明したのだが、電磁場のレベルは政府の安全基準より低いと主張したのは間違いだった――彼らが示した値は私が実際に測った数値より低かったのだ。

ここで私は話し合いに加わり、つい先ほど実際に計測したことを説明して、使った計測器を示した。と同時に、そういった低レベルでも生物学上の大きな変化が生じることが実証されていて、親が子供の安全について心配するのはもっともだと言った。請負業者はどうやら、まったく計測していなかったらしい。メーカーの推定値を当てにしていたのだ！　彼らは見るからに当惑していた。

請負業者が信用や信頼性を失うにはそれで十分だった。その後の話し合いで、業者と学校側はイメージ回復に励み、面目を保とうとした。学校側はどうにか親たちをなだめようとし、この問題をさらに調査すると約束した。数週間後、Ｗｉ－Ｆｉシステムはひっそりと撤去され、プロジェクトは中止された。

このような実体験から、私は似たような状況に対処し、望む結果を達成する方法についていくつか知恵を得た。

- できるだけ対立は避ける——情報を提供し、反論は控える。
- 信用しつつ、確かめる——できれば計測する。
- 教えつづける——注意を向けてくれる人がいるかもしれない。ＥＭＦについて情報を得るにつれ、多くの人は適切なことをしたくなり、政府や企業が同じことをするよう圧力をかけたくなるはずだ。

胎内でのＥＭＦ曝露

赤ん坊や子供はＥＭＦ曝露による潜在的な害を受けやすいので、胎児への影響はさらに大きいとはいわないまでも、それと同じぐらいだと考えられる。その可能性について、北カリフォルニアにあるカイザー財団研究所のデクン・リー博士をリーダーとする研究者チームが調査をおこなった。[8] その研究チームはサンフランシスコ周辺に住む妊娠10週目の女性９６９人に、24時間ＥＭＦ測定器を装着させた（ＥＭＦ測定器を使用することで、結果は正確な放射線測定を反映し、想起バイアスの影響を受けないことが保証される）。また、各被験者にはその日の活動を日記につけてもらった。

その後、リーは妊娠の結果を追跡し、妊婦が16ミリガウス（ｍＧ）を超えるＥＭＦに短時間でも曝露すると流産の危険が高まることを実証した。こういった高いレベルの被曝をした妊婦はコントロール・グループに比べ、流産する確率が2倍に近かった。このようなデータから、急激な多量の曝露は流産の誘因になりうるように思われた。流産のリスクは全参加者の平均で80％上昇したが、早期流産のリスク上昇はもっと大きく（２２０％）、過去の妊娠に問題のあった女性のリスクも高かった（４００％）。

妊娠中の母親の電磁曝露と子供が喘息になる確率に相関関係があるかを調べるため、リーはその研究後に生まれた子供を13年にわたって追跡しつづけた。近年、喘息は不可解にも急激に増加していたが、結局それはＥＭＦと関係があるらしい。妊娠中の母親が平均２ｍＧ以上のＥＭＦに曝露した場合、子供は13歳までに喘息を発症する可能性が３・５倍になった。子供の喘息のリスクは、母親の電磁曝露と用量反応関係で増加するのは明らかで、妊娠中の母親のマイクロ波レベルが１ｍＧ上昇するごとに、子供が喘息になる確率が15％増加した。[9] リーの調査結果（２０１１年発表）は、胎内曝露は発育中の胎児にとって有害なおそれがあり、それはのちの子供時代に喘息として現れることを示唆している。周囲のＥＭＦの増加傾向は、胎内でのＥＭＦ曝露も増えることを意味するため、この研究の結果から最近の喘息発症率の上昇も説明がつく可能性が高い。このチームは子供の肥満の増加と、１日２・４時間の２・５ｍＧを超える母親の曝露に相関関係があることも報告している。

電磁過敏症（EHS）とは

非電離電磁放射の影響を受けやすいのは、子供たちだけではない。ほかにもEMFに異常に敏感な人々がいることが最近、知られるようになってきた。

本書で参照したほとんどの研究は、人によって影響に著しい違いがあることを示している（そして全体の平均も調査結果で報告されている）。この種のデータで示されるのは、EMFに対する個々の感じやすさが大きく異なることだ。ほかの人よりかなり感度が低くて影響を受けにくい人もいれば、ほんの少数ながら、ごく低レベルの人工EMFにさらされただけで身体的反応を示す人もいる。この症状は〈電磁敏感症〉（ES。electrosensitivity）として知られるものだが、〈電磁過敏症〉（EHS。electrohypersensitivity）と呼ばれることが増えてきている（EHSという用語は、誰もがある程度、ESであることを暗に意味している）。

EHSを引き起こし、促進する具体的なEMFの発生源や量は不明だが、世界保健機関（WHO）はこの症状を認識し、「国際的に認められている基準の限界値よりも、通常、けた違いに低いレベルで曝露した」人にとって、「深刻な、ときに障害となる問題」としている。WHOが定義する症状に含まれているのは、「頭痛、疲れ、ストレス、睡眠障害、ちくちく刺すような皮膚症状、ほてり、発疹、筋肉痛、そのほか多くの健康問題」だ。[10] カナダのオンタリオ州トレント大学のマグダ・ハヴァス教授によれば、EHSの患者は、通常比較的低レベルのEMFでも心拍数が非常に増える。彼女が考える健康問題はつぎのようなものだ。

認知機能障害（記憶、集中、問題解決）、平衡感覚、めまい、顔のほてり、発疹、胸の圧迫感、頻脈、うつ、不安、いらいら、欲求不満、かんしゃく、疲れ、睡眠不足、身体の痛み、頭痛、耳鳴りなどで、慢性疲労や線維筋痛症を伴う。[11]

EMFと健康問題を中心に取り組んでいる英国の団体、パワーウォッチによれば、英国人でこの症状を患っているのは3％から5％[12]（ヨーロッパ全域では1300万人を超える計算だ）、一部のEMF発生源に接触するとEHSの症状を訴える人は3％（英国の場合およそ25万人）を超えるという。[13]

EHSを深刻な、ときに身体の衰弱を招く症状として認めている国もあるが、ほとんどの国では残念なことにEHSはもっぱら心因性として治療される傾向がある。EHSの症例記録の数が増えているにもかかわらずだ。著名なEHS患者に、元ノルウェー首相で、WHOの事務局長だったグロ・ハーレム・ブルントラント博士がいる。ブルントラントは生まれつきのEH

Sではなく、電子レンジの事故に遭ってからその症状を患うようになった。結果的に、眼が電磁放射にきわめて敏感になった彼女が、信頼できる証人とみなされているのはまちがいない。ブルントラントのような人々の経験を裏づけ、ＥＨＳは正真正銘の疾患だと実証する科学的研究が増えてきている。

１９９１年、ダラスの環境衛生センターの外科医だったウィリアム・Ｊ・レイ博士がそうした研究のひとつをおこない、ＥＨＳの症状を訴える患者１００人を０Hz（対照用の「無」曝露）と５００HzのＥＭＦに曝露させた。その曝露に先立ち、研究者たちは被験者の血圧、脈拍、呼吸数、体温といったさまざまな身体機能を計測した。曝露後に、被験者の「数値および／あるいは症状の強さが基準より20％増した」場合、その被験者はＥＨＳに陽性反応を示したとみなされた。

患者の4分の1はＥＭＦ曝露に敏感だが、無曝露にはそうではないことが確認された。こうしてＥＨＳと認定された25人はその後、1回めに反応したのと同じ帯域の刺激に2度にわたって曝露させられた。3回すべての曝露で、25人全員が同じ周波帯域に反応し、25人全員が無曝露に反応を示さなかった。著者たちはＥＨＳが存在し、それを実験室条件で再現可能であるという強力な証拠を示したと結論づけている。[14]

ＥＨＳの症状を訴える人々に関するいくつかの研究で、そういった敏感な人たちを客観的に識別できる指標が特定されてきた。こうした研究の大半が指摘するのは、とくに〈肥満細胞《マスト》〉における違いだ。マスト細胞は身体のさまざまな組織に存在し、アレルギー反応の活性化に関与することで知られている。1990年から1995年にかけて、スウェーデンのカロリンスカ研究所のオーレ・ヨハンソン博士は複数の研究に携わり、マスト細胞がEHS患者の皮膚中で増大していることを実証した。[15] ヨハンソンはこのような発見を2010年に集約し、この分野の既発表文献の検証を公表して、「われわれの予備データから明らかになるのは、電磁過敏症者の皮膚には、健常なボランティア被験者の皮膚には見られない多様な変性があることである」と結論づけている。[16] ヨハンソンのような研究は、データの解釈に加え、EHS患者のアレルギー反応を引き起こすと考えられる生物学的メカニズムの推測も可能にするものだ。

ヨハンソンやレイといった科学者は実験室の内部でEHSについて理解を深めようとするが、実験室の外では問題が深刻化している。ワイヤレス・テクノロジーを使用する人々に見られる症状の「急激な増加」に言及し、ドイツの内科医グループが署名した「フライブルクの提言（Freiburger Appeal）」と呼ばれる文書がある。その文書で特定されたもっともよく見られる症状（「心因性と誤診される」ことが多い）は、つぎのようなものだ。

• 頭痛、偏頭痛

- 慢性疲労
- 精神の動揺
- 不眠、日中の眠気
- 耳鳴り
- 感染症のかかりやすさ
- 神経組織と結合組織の痛み

ＥＨＳ患者がみな同じ症状を示すわけではないが、周囲の、とくにワイヤレス・テクノロジーからのＥＭＦに反応するのは全員に共通している。「フライブルクの提言」の力強い声明は、ワイヤレス・テクノロジーの規制強化を求めており、[17] 世界じゅうから３０００人以上の医師の署名が集まっている。ＥＨＳの症状が重くなると、フルタイムの勤務がむずかしくなったり、医療の力が必要になったりする。なかでも極端な例として、ＥＭＦのない地方への転居をめざす人もいる。米国でいえば、ウェストヴァージニア州グリーンバンクのようなところだ。

"アメリカ合衆国国定電波静穏帯"

前章で述べたように、家庭の人工EMF曝露を最小限にする――極端なケースでは事実上除去する――ためにできることはたくさんある。だが、同じくすでに見たとおり、あなたは携帯電話やテレビの放送アンテナ、そしてWi-FiやWiMAXネットワークといった発生源からの人工EMFの放射に囲まれている。たいていの人はこの環境中の放射をつい無視してしまうかもしれない。だがEHSの患者にとっては、現代を生きていくうえでの現実を痛感させられるものだ。

環境中のEMF放射が比較的低レベルの田舎や未開発地はこの国でも少なくない。だが、3万4000平方キロメートルの米国国定電波静穏帯の中心に位置するウェストヴァージニア州グリーンバンク市は、規則でEMF放射の上限を設定している。

1958年、連邦通信委員会によって指定された電波静穏帯は、もっぱら非常に強力な電波望遠鏡を保護するために存在する地域だ（そこまで重要ではないが、機密軍事施設や情報設備もこの静穏帯に保護されている）。ロバート・C・バード・グリーンバンク望遠鏡は、世界初の単一鏡《シングルディッシュ》の電波望遠鏡で、ミリメートルからメートル単位の波長（0・1から116GHz）に対応しており、その帯域はどの望遠鏡よりも広い。毎年およそ6500時間、宇宙空間からのEMF放射を監視し、残りの時間はおおむね教育プログラムに使われている。この望遠鏡は、無線周波放射にきわめて敏感なため、調査を続行できるように、付近で発生・発信されるEMFに制限が設けられている。『ワイヤード』誌は2004年にこう伝えた。

静穏帯内の主要な送信機はすべて、操作を国立天文台と調和させることが求められる。ラジオ局はアンテナを別の方角に向け、出力を制限する。携帯電話基地局はほとんどなく、静穏帯の深部にはまったくない。偶発的な電磁放射の発生源でさえ規制されている。送電線は地下120センチメートルに埋めなければならない。ラップトップの無線LANカード？　それは忘れてくれ。[18]

電波静穏帯はEHS患者の避難場所として設計されたのではないかもしれない。だが、BBCが2011年に報じたように、[19]数十人のEHS患者がヴァージニア州やウェストヴァージニア州の複数の市を含むこの地域に移住してきている。EHS患者のダイアン・シューはグリーンバンクに引っ越して、生活が一変した。

ここに住んで私は普通の人間になれました。外に出ることができるのです。「ＥＭＦを跳ね返す」ファラデー・ケージに隠れていなくてもいい。日の出を見られるし、夜は星を見られて、雨のなかにもいられる。グリーンバンクのここに「住んで」いるおかげで、人といっしょにいられる。ここの人たちは携帯電話を持ち歩かないからおつきあいできるのです。教会にも行けるし、お祝いの場にも出席できるし、人といっしょにいられる。ファラデー・ケージのなかにいないといけなかったときにはそんなことできなかった。[20]

誰もがグリーンバンクに転地できるわけではない。だが前述したように、大気中の人工電磁放射がかなり低いレベルの場所が国内にはたくさんある。私の息子のひとりはオレゴン州の辺鄙なところに住んでいる。最寄りの携帯電話サービスからの距離は30キロメートルに近い――彼の住所をhttp://antennasearch.comに入力すると、どの種類のアンテナもゼロと表示される。そこは電波静穏帯として公式に指定されてはいない。山ばかりの（無線周波／マイクロ波信号が届きにくい）田舎で、開発が遅れている土地だ。こういう特徴があると、オレゴン州のこの地域であれ、全国の多くの（数は減っているが）似たような地域であれ、携帯電話会社はサービスを提供しても採算が取れない。もちろん、こうした地域でもたいがいラジオ局や送電線による環境ＥＭＦ放射はある。それでも、人口の多い地域の住民に比べ、このような場所に住んでいる人は周囲の人工ＥＭＦへの曝露はかなり低い。無線サービスは少なく（ラジオ以外、まったくないこともある）、送電線、変圧器、ＡＣ電源方式の家電や機器を使う近隣の人や会社も少ない。

もちろん、そのような田舎は万人向けではない――生活スタイルはひどく異なるし、働き口はずっと少ない。ＥＨＳの患者全員が（まして妊婦や子供の全員が）低ＥＭＦ地域へ転居できるわけではない。引っ越せない者にとっては、前章で述べたようなやり方に従い、ＥＭＦ曝露を最小限にするライフスタイル選びをすることがなおさら重要になる。

前述したように、どれくらいＥＭＦ曝露を減らすかは、個人のリスク便益計算に左右される。ニコルズ・フォックスは、ＥＭＦ曝露を極端に減らした実例だ。ＥＨＳ患者のフォックスは電波静穏帯のすぐ外側に住んでいるが、その地域のきわめて低レベルの人工ＥＭＦにさえ敏感だと語る。静穏帯の近くに住み、当然Ｗｉ－Ｆｉや携帯電話のない暮らしをしていることに加え、彼女が使うのはプロパン冷蔵庫、石油ランプ、薪ストーブだ。[21] やはり、極端な例ではあるが、フォックスは個人が、わけてもひどく脆弱な人が、日常的な電磁放射への曝露を減らせる方法の手本になる。

結論——ダメージに敏感な人々には強力な予防策を採るべき

グリーンバンクなどの低ＥＭＦ地帯を別にすると、この社会にＥＭＦの蔓延と無縁の地域はないに等しい。電磁放射への曝露はすべての人にとってリスクがあるが、この章で述べてきたように、胎児、新生児、子供、妊婦、ＥＨＳの患者は、非電離放射線に起因する潜在的ダメージにとりわけ敏感だ。とくに影響を受けやすい人は、曝露を最小限にする強力な予防策を採るべきである。そういう人は携帯電話を使う時間を減らすのではなく、携帯電話をいっさい使用すべきではない。電子レンジ、ヘアドライヤー、Ｗｉ-Ｆｉネットワークについても同じことがいえる。

第12章 つぎのステップ

人間が電磁放射を目にしたり、ふれたり、味わったり、においを嗅いだりできないことは、人々の電磁放射曝露に関するリスクを考える能力を著しく妨げる。これはX線技術が初めて導入された際、すぐに受け入れられることになった大きな要因であり、おかげで多くの人が早すぎる死という代償を払う結果となった。

これは電磁放射に関する正しい情報が不可欠な理由でもある。本書で紹介してきたさまざまな研究は、電磁放射がすべての生命――人間、動物、植物――におよぼす重大な生物学的影響について明白な証拠を示している。

そうした危険について、この状況への対策は講じられていると思い込むのはもっともだろう。だが、対策は採られていない。無為無策の元凶となっているのは、無線通信業界によってくりかえし唱えられてきた言葉――有害である「決定的な証拠はない」だ。

大事なことは、おわかりだろうが、無線通信業界は自分たちの製品が発する放射の曝露によって、生体や健康に多くの悪影響が生じうるとする有効な科学的根拠の存在を否定していないということだ。彼らは、人々の健康へ害をおよぼすという決定的な証拠がないことばかりを強調する。

そうしたアプローチのせいで、業界も一般市民も電磁放射が人々の健康を損ねるという明白な証拠が上がるまで待っている。これでは業界慣行の改善を大幅に遅らせるだけで、そのうちにもっとずっと多くの人が電磁場曝露によって健康を損なうことになるだろう。

ＥＭＦ曝露の危険性に関する、積みあげられた証拠は明白である。タバコ、鉛、アスベスト、ＤＤＴ、ＰＣＢ、フロンガス、Ｘ線放射のときもそうだった——そう、医師に手術前に手を洗わせるといった、単純かつ当然のことを実現するのでさえ、有害であるという決定的証拠の欠如との困難な戦いだった。どのケースでも、より多くの証拠が出そろうまで是正措置の実施が遅れ、実施されたころには、膨大な数の人が取り返しのつかない健康被害をこうむっていた。

今日、ほんの少し見わたすだけで、いろいろな事態が目にはいってくる。氷河や氷冠の消失、米国南西部の火事、もはや当たり前になりつつある異常気温（暑さ、寒さとも）、海面上昇による直接の脅威にさらされた人口過密な大都市。気候変動（以前の呼び方は地球温暖化）に関する科学的知見は40年ほどまえからあり、これまでその被害に関する証拠が集められてきた。それでもいまだに多くの人が、気候変動の存在に異議を唱え、公然と嘲笑さえしている。この嘲笑は情報を与えるためのものではない。むしろ人を間違った方向に導き、時間を稼ぐためのものだ。

それが私たちの生きる道だとは思えない。子供たちにもこのように生きろと教えたくはない。かりに信号が赤なのに通りを渡ったら、車に轢かれて死ぬだろうか？　おそらく轢かれないだろう。だが信号が青に変わるのを待つより、死ぬ確率ははるかに高い。だから普通は信号を無視して渡ったりしない。よほど急いでいないかぎりは。

これは日々の生活でどのようにリスクを評価し、反応するかという単純な例のひとつにすぎない。子供たちには、「転ばぬ先の杖」という言い回しを使って説明するといいだろう。

まさにそれこそが、ＥＭＦ曝露に関して示されたような公衆衛生への脅威に対して、業界や規制機関がなすべき対応なのだ。それには、規制に対して異なるアプローチを採用することが欠かせない。脅威が存在するという決定的な証拠を待つのではなく、規制当局はＥＭＦ曝露に関する現在の安全基準を見直すにあたり、予防原則を実施する「転ばぬ先の杖」の姿勢がはるかに賢明であることを認識すべきだ。

リオ宣言にあるとおり、「深刻な、あるいは不可逆的な被害のおそれがある場合には、完全な科学的確実性の欠如が、環境悪化を防止するための費用対効果の大きい対策を延期する理由として使われてはならない」[1]。行動すること、それも直ちに行動することが肝心だ。

思い出してほしい。こうしているあいだも、EMF曝露が増えつづけていることを。200年ほどまえまで、人間がさらされていた電磁エネルギーは宇宙放射（主に太陽）と、地球自体の磁場、そして落雷といった環境事象によるものだけだった。それだけなのだ。

電磁時代に突入してゆうに1世紀を超えたいまは、まったく別の世界になっている。最初に電球が発明された。つぎに送電網が敷かれた。つぎに家庭に電化製品が登場した。つぎにラジオが誕生した。つぎにレーダーが開発された。つぎにテレビ、つぎにコードレス電話、電子レンジ、携帯電話、Wi-Fi、ブルートゥース機器、スマートメーター。まだまだつづいていく。

AC電源を使った新しい強力な技術、ワイヤレス通信での新たな発明が登場するたび、人体曝露は増えつづける——個人の曝露の強さも、同時多発曝露も、曝露の累積時間もだ。私たちは何年もまえからこうした危険を認識し、警告を受けてきた。1999年10月、デヴィッド・スズキ基金はつぎのような声明を発表した。「現代の都市に暮らす人々は、自然界に存在する放射の何百万倍も高いレベルの、根本的に異なる電磁放射にさらされている。こうした電磁環境の劇的な変化は、人間の健康に深刻な影響をおよぼしている」[2]。私たちはこのような世界に住む生物として進化したのではないのに、この星の電磁状況を変えつづけている。生命はその急激な変化に順応して対処できるほど速くは進化できない。その結果が、遺伝子の変異、生物学的機能障害、そして病気だ。この傾向は、人工的なEMF発生源が増加するにしたがい、ますます顕著となっている。着々と伸びる機器の数とともに、電磁放射曝露はとてつもない――幾何級数的なまでの――速さで増えている。

こうした状況で、これだけ多くの証拠がありながら様子見の姿勢をとるのは、EMF放射テクノロジーで商売する企業の純益以外のどの観点から見ても、まったく意味をなさない。それよりも、私たちは予防手段を直ちにさまざまなレベルで講じなければならない。個人として、家族内で、そしてコミュニティ内で。

10章で、個人や家族のレベルで可能な予防措置を紹介している。これらの措置はふたつの原則が柱となっている。

1　EMFを発生させるテクノロジーの使用を最小限にすること。そして

2　EMFを発生させるテクノロジーを使用する際は最大限の距離をとること。

コミュニティレベルでは論点が異なる。ひとつ、私にeメールで連絡をくれたある父親の例を挙げてみよう。彼の子供たちはWi-Fiシステムの導入を計画している学校に通っていた。

私にはどうしても助けが必要です。私は思うのです……1日6時間、週に5日間、年に9か月間、少なくとも3年間にわたって、若者がRF［無線周波］に絶えずさらされることは、いかなる研究においても安全が証明されて〝いない〟のではないかと。私には何を聞いたらいいのか、どのように反論を組み立てればいいのかわかりません。代表者に掛け合い、決定権のある方になんとかして話を聞いてもらい、子供たちを救いたいのです。

私はこの父親に関連の情報（本書で紹介したようなものなど）を添えて返信した。知識で武装した彼は、電磁放射のリスクをほかの親たちに知ってもらおうと、チラシをつくって配布した。また会合を企画し、Wi-Fiプロジェクトに関係するすべての人に、知識を提供しようと努力をつづけた。数か月後、こうした活動がコミュニティに大きな変化を引き起こし、学校のルーター、、、、、は撤去された。

これは見事な、励みになる結果であり、コミュニティレベルで何ができるかを示す素晴らしい手本だ。ひとりの人間が、EMFの科学や生産工学の正式な教育を受けていないにもかかわらず、関連情報を集めてまとめあげ、ほかの人々を説得し、実際に変化をもたらしたのだ。入手可能な裏づけのある情報を使うことで、この父親の行動が学校のWi-Fiネットワークを撤去に導き、自分の子供やほかの子供たちが、何千時間にもわたって不必要なマイクロ波放射にさらされることのない教育環境をつくりあげた。しかもそれを達成するために、子供たちはインターネットやその恩恵をあきらめずにすんでいる。代わりとなる安全なシステム（イーサネットケーブル）が利用可能だからだ。

正確な情報にアクセスし、その情報を活かして行動することが成功へのカギだ。本書が必要な情報を提供することで、あなたや、あなたの家族、あなたのコミュニティのために安全な環境づくりをはじめる一助となるよう願っている。ＥＭＦ曝露による市民の健康への脅威は現実のものだが、あなたの力で十分に、あなたと愛する人々が直面するリスクを大幅に減らすことができるはずだ。

謝辞

もう何年もまえから、この本は私の夢だった。夢から現実への転換がかなったのはひとえに、家族や同僚たちのかけがえのない支えがあったからだ。

まずはユニークかつ多面的な役割を演じてくれた家族からはじめよう。妻のマリオンは、学習障害を専門とする生理学者だ。以前から一般向けに執筆しており、このまえ自閉症に関する本、『目をみはるつながり（*Spectacular Bond*）』を上梓した。情報に通じた市民こそ、大事な問題が真の進歩を遂げるには欠かせないと信じている彼女は、私の研究の成果は公衆衛生にとって明白な意味があるのだから、大学という象牙の塔から「現実世界」に進み出るべきだと訴えつづけた。そのメッセージがしだいに根を張り、私はこの本を書かねばならないと思い至ったわけだ。

息子のジョナサンは博識家で、その多才ぶりにはいつも驚かされる。彼もまた優れた書き手だ。新しくて興味深いアイデアを見つけ、そのアイデアを公表することを好む。それで何度となくディスカッションするなかで、いつも彼の力を借りながら何通りもの概略を練りあげるうち、ようやくわれわれは伝えたいことをうまくとらえるかたちにたどり着いた。このプロジェクトのどの段階でも彼は欠かせない存在で、もちあがるあらゆる問題の解決策を思いついた――そのひとつが著作権管理者のピーター・ミラーに紹介してくれたことで、そのピーターを介して私は発行人となるセヴン・ストーリーズ・プレスのダン・サイモンにめぐりあった。

下の息子のRは技術者だ。まだ若く、物心がついたころから家にコンピュータがある環境で育ち、最初のプログラミング言語をおぼえたのは幼稚園のときだった。一家の伝統にたがわず、Rもまた物書きである。この本の内容について話し合うようになると、何度も協力してくれ、アイデアを思ってもみなかったかたちに変える力になってくれた。彼の提案は完成した本に大きな影響をおよぼしているし、この取り組みで重要な役割を果たしてくれた彼には大きな借りがある。もちろん、電磁放射（EMR）がいかに身の回りに浸透しているかを示す独創的な電磁スペクトルの図についても同様だ。

わが著作権管理者、ピーター・ミラーは疲れを知らない人物で、湧き出るエネルギーと熱意は尽きることがない。この本が実現したのは彼のサポートがあってこそだ。

セヴン・ストーリーズのダン・サイモンも、この仕事を強力に後押しし、あらゆる局面でかかわってくれた。セヴン・ストーリーズの担当編集者クリスタル・ヤカツキ、制作担当のエリザベス・ドロングと仕事をするのは楽しく、ふたりの手引きはアイデアを最終的な表現にまとめるうえでカギとなる役割を果たしてくれた。

また、数多くの同業の仲間たちにも、長年にわたる有益なディスカッションはもちろん、とくにこの本の執筆に関する提案に対してお礼を申しあげたい。なかでも、つぎの方の名前を挙げさせていただく。フランク・バーンズ、カール・ブラックマン、デイヴィッド・カーペンター、ケリー・クロフトン、デヴラ・デイヴィス、アン・ルイーズ・

ギトルマン、マグダ・ハヴァス、ヘンリー・ライ、ブレイク・レヴィット、エイブ・リボフ、ブルース・マクラウド、ロイド・モーガン、ジョエル・モスコウィッツ、レイ・ニュートラ、シャロン・ノーブル、カミーラ・リース、シンディ・セイジ、ベティ・シスケン、そしてハワード・ワクテル。

執筆に専念しているときは、ポール・ブロデューアに感謝しなくてはならないと感じる。われわれの時代の偉大な科学記者のひとりで、新しい科学的発見を、その開発や使用にかかわるリスクが十全に理解されないうちに推進する企てをつねに警戒していた。ブロデューアはEMR問題を公にした嚆矢で、1989年に『ニューヨーカー』誌に3回のシリーズ記事を執筆し、がんの増加と送電線、ビデオディスプレー端末、レーダーのマイクロ波との関連を示す研究を詳しく紹介した。ほかにも数多くの業績があり、1986年にはエアロゾルスプレーのフロンガスによるオゾン層の破壊に注意を喚起し、1989年にはレイチェル・カーソンが先駆的な著書『沈黙の春』に記した危険な殺虫剤の乱用についてのメッセージの重要性を強く訴えた。彼の専門的な論文が当初のプランどおりニューヨーク公共図書館にアーカイブされていないのが残念でならない。

そして、EMR問題を長年にわたり、日ごろから追いかけてきた仲間を代表して、『マイクロウェイヴ・ニューズ』の発起人で編集者のルイス・スレシンにも格別の謝意を表しておきたい。この雑誌はEMRの科学と政治の両方に関する一貫した信頼できるレポートを発信してきた。しかもわれわれの知るかぎり、スレシンはほとんどひとりでそれをやり遂げている。

科学研究は共同作業であり、私は数十年のあいだに多くの才能ある同業者と共同で研究する幸運に恵まれてきた。なかでも中心的な3人は、ジョン・S・ブリテン博士、リリー・M・スー博士、リーバ・M・グッドマン教授だ。リーバ・グッドマンはとくに影響力があり、低レベルのEMRが細胞中のDNAと相互に作用し、タンパク質合成を刺激することを最初に示した人物である。われわれのディスカッションは何年もまえにはじまり、共同研究からは40本を超える科学論文と、さらに多くの会議やミーティングでの発表の摘要という成果が生まれた。

彼女の参加がなかったら、実現していないものばかりだ。また、コロンビア大学生理学・細胞生物物理学科の学科長、アンドルー・マークス教授にも私の研究への揺るぎない支援に感謝を申し上げる。

最後にもうひとり、家族にお礼を伝えて締めくくりとしたい——甥のマシュー・ロビンソンに。私がまだタイトルを考えていたころ、家族の集まりでマットが"overpowered"〔「電力過剰」「圧倒される」などの意味がある〕と口にした。それがしっくりきたのだ！

どなたか名前を書きそびれている方がいたら、どうかお許しいただきたい。それもきっと長年にわたる電磁放射曝露の影響だろう。☺

附録1　電磁場

ここでは、電磁放射の物理的特性、種類、測定単位——ワットやボルトなど——について説明する。

電磁場は私たちを取り巻く見えない力だ——現代の電力頼みの世界では、ますますその印象が強まっている。電磁放射の背後にある科学は、ともすると複雑になりやすい。ここでは、本書で述べる論点がわかりやすくなるよう、ＥＭＦの主要な概念を分析しようと思う。電磁場は（その名のとおり）、自然界で日常的に経験され、よく理解もされているふたつの力の組み合わせから生じるものだ。そのふたつとは電気と磁気である。

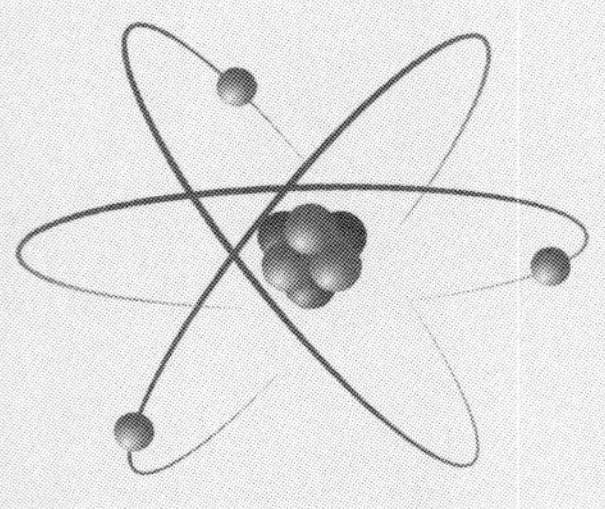

〝電気〟とはなにか

すべての物質は原子（炭素や鉄など）からなり、すべての原子は正電荷（陽子）、負電荷（電子）、無電荷（中性子）の素粒子で構成される。原子のなかの粒子は太陽系のような配置で、重い陽子と中性子を含む原子核が中央にあり、軽い電子が原子核のまわりをまわっている。上に示すリチウムの原子のモデルで、３つの電子が３つの陽子を含む原子核のまわりをまわっているのがわかるだろう。物質の違いは原子核のなかの陽子の数に表れる（例、炭素は6、鉄は26の陽子がある）。原子は電子と陽子の数が同じなので、電荷はない。ただし、電子は比較的軽いため、原子は電子を失ったり得たりして電荷を帯びやすい。

電気はこうした電荷のために生じる現象だ。電流は電子の流れや、電子が増減することで正か負の電荷を帯びた原子の流れによって生じる。こうした電荷をもつ粒子は、イオンと呼ばれる。雷雨の例からわかるように、電気は身のまわりで自然に発生するが、私たちは自分たちのために電気をつくり、使い、運ぶ方法も学んできた。

〝磁場〟とは？

電磁放射のうち「磁」の部分は、冷蔵庫のドアにくっつける小さな金属片から発せられるのと同じ種類の磁場を指している。一部の物質には磁気特性（磁石を構成する原子の特定の配列に起因するもの）があるため、磁気を帯びたほかの物体を引き寄せたりはね返したり、ほかの磁石に引き寄せられたりはね返されたりする。コンパスの針も磁石で、これが北を指すのは、地球の一部である磁石との相互作用のためだ。引き寄せる力と反発する力の影響がおよぶ空間を〈磁場〉という。また、ふたつの磁石で遊んだことがある人ならわかるように、磁場の強さは磁石からの距離とともに減少する。磁場は物理的な接触がなくても影響をおよぼすため、物理学者は磁気作用を「遠隔作用」とも呼んでいる。

いま述べたように、地球自体がひとつの巨大な磁石で、この惑星の北端と南端に磁極がある。それが、コンパスが機能する理由であり、一部の鳥が長い距離を正確に飛べる理由だ。人間もまた磁場をつくり出す（心電図で見られる、心臓内の電流によるものなど）。磁場の強さを測定する単位は〈ガウス〉（G）や〈テスラ〉（T）。たとえば、一般的な冷蔵庫のマグネットの磁場は50G（あるいは5ミリテスラ、5mT）で、人間の脳はおおよそ0・0000001Gの磁場を発生させる。

電気の流れで作りだされる磁場——〝電磁場〟＝〝EMF〟

電気の流れは磁場をつくり出す。電流（動く電荷）が導線を通ると、かならず導線のまわりに磁場が発生する。こうした電荷の流れから生じる磁場を、〈電磁場〉（EMF）あるいは〈電磁放射〉（EMR）という。

携帯電話の基地局やアンテナからの放出の影響など、実用化されている場合、EMFの強さは〈電力密度〉という単位で測定される。これは特定の面積にどのくらいの電力が放射されるかを示すものだ。電力密度は1平方メートル当たりのワット数（W／㎡）や、その1万分の1の単位である1平方センチメートル当たりのマイクロワット数（μW／㎠）で測定される。したがって、こうした単位を把握しておくことがきわめて重要だ。

電力密度の測定値からは電磁場の強さがわかるが、たとえば人間と接触したときに、その電力がどのくらい吸収されるかはわからない。EMFがある範囲に吸収される量は〈比吸収率〉（SAR）で、これはキログラム当たりのワット数（W／kg）で測定される。SARは特定のポイントの放射吸収率を表すため、通常は頭部や人体など、より広い範囲にわたって平均値が求められる。携帯電話からの放射は一般的に——すべてではないにせよ——そのようにして測定される。この方法は放射が体内組織に均一に吸収されることを想定しているが、実際にはそれはきわめて考えにくい。

〝周波数〟とは

さまざまな種類の電磁放射が波動として示されるが、各放射は〈周波数〉あるいは波長が異なっている。周波数の測定単位は〈ヘルツ〉（Hz）で、これは19世紀のドイツ人物理学者ハインリヒ・ヘルツ（電磁波が存在するという決定的な証拠を示した最初の人物）に由来する。Hzは電気の1秒当たりのサイクル数を示すものだが、この測定値にはみなさんなじみがあるだろう。ラジオの各放送局が使用する周波数を識別するのに使われているからだ。

AMラジオの帯域は、約520から約1610までとなっている。これはEMFの周波数（正確には〈無線周波〉すなわちRF）で、AMのダイヤルの520が示すのは520キロヘルツ（kHz）で振動する電磁場放射の信号であり、1610は周波数1610kHzもしくは1・61メガヘルツ（MHz）で放送される信号だ。FMのダイヤルにも同じような放送局の周波数帯域があって、だいたい87・5MHzからはじまり、108MHz近くまでつづいている。

同じように、可視光線の範囲を構成する7つの色も個々の周波数によって定められる。可視光線はEMFの一種——人間が認識した最古のEMF——だ。それぞれの色が異なるのは、光が異なる周波数で振動するためである。赤は可視光線のなかでもっとも周波数が低く（400〜484テラヘルツ［THz］）、橙色はやや高め（484〜508THz）、黄色はさらにやや高めで（508〜526THz）、紫が可視光線スペクトル中の色ではもっとも周波数が高い（668〜789THz）。紫は赤よりも周波数が高いというのは、紫を生み出す電磁波は赤を生み出す電磁波よりも速く振動するという意味だ。

ここまで波動を周波数で表してきたが、波長で表すことも簡単で、実際によくおこなわれている。波というのは、周波数と波長の積が、その波の進む速度に等しく、電磁波の場合、その積は自然界の基本的な定数である、光の速度に等しい。

周波数（F）×波長（L）＝光速（C）

この等式からは、光速は定数なので周波数が大きくなると波長が小さくなる（逆もまた真）ということもわかる。

“電磁スペクトル”——低周波電波からガンマ線まで

無線周波（RF）と可視光線は、電磁エネルギーの広いスペクトル上にあるふたつのEMF領域にすぎない。電磁スペクトルには、これまでに知られているすべての周波数の電磁放射が含まれる。比較的低周波の電波から、可視光線スペクトルを経て、いちばん上のガンマ線にいたるまで。

無線周波はスペクトル上ではやや低めに位置する。その下にあるのは極低周波（ELF）の放射で、これは家庭への電気の供給に使われる送電線や電気回路などから発せられるものだ。無線周波の上にあるのはマイクロ波（MW）放射で、これは電子レンジで使用される。マイクロ波の上は赤外線（IR）、モーションセンサーやリモコン装置などから発せられるものだ。そして可視光線の反対側、紫（可視スペクトルの色のなかで最高の周波数）の上に、紫外線放射、X線放射、ガンマ線放射がある。電磁スペクトルが重要なのは、各周波数のEMF放射がさまざまなかたちで実用化されているためだ。

人工および天然のEMF

EMFには自然と人工双方の発生源がある。可視光線は太陽が生み出す天然EMFの一種だ。携帯電話やWi-Fiネットワークなど最新の機器は、ヘアドライヤーや電球といったさほど新しくない装置と同じく、人工のEMFをもたらす。前述したように、EMFの人工的な発生源からはさまざまな周波数の電磁放射が生み出される。通常、それは非電離の帯域にあるものだ。電気スタンドやヘアドライヤーなどの日常的な家電は（こうした器具に電気を供給する送電線と同様）、極低周波帯域の電磁放射を発生させる。ラジオ放送は無線周波帯だ。テレビ、携帯電話、その基地局は、マイクロ波放射という高周波数の電磁放射を発生させる。電気が初めて利用されたときからこれまで、人間がさらされる人工EMFはどんどん高レベルになってきた。電気で動くものはどれも電磁放射をもたらし、私たちの日常生活はそうした製品への依存を強めている。

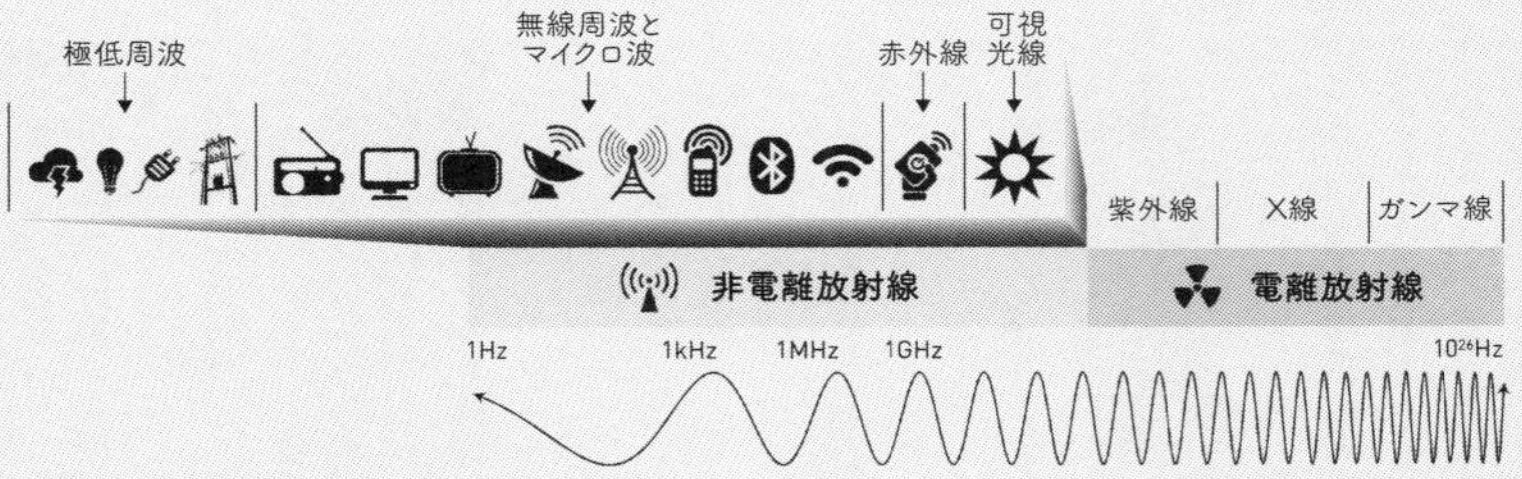

電磁スペクトル

電磁スペクトルは極低周波の放射（図の左端）から、非常に高エネルギーのガンマ線（右端）にわたって広がっている。さまざまなテクノロジーが電磁スペクトルの各周波数帯域のＥＭＦ放射を使用している。

天然の電磁放射も害になることがある。ひどい日焼け（紫外線放射によるもの）をしたことがある人全員が証人だ。また、文明の利器が天然電磁放射の被害を大きくすることもある。たとえば、高度約6000メートルの飛行機に乗っている場合、宇宙からの電磁放射（惑星外から地球に浴びせられるが、大気によって反射される種類の放射）への曝露は、人間が進化によって耐えられるようになった量よりはるかに多い。なぜ飛行機の乗務員は発がんリスクが高いのか、これはその理由を説明する助けになるだろう。この問題に関する研究は多数あるが、そのひとつでは、5年以上乗務員だった女性は乳がんの発生率が一般の2倍になることが示されている。[1]

“パワー”と“エネルギー”の違い

電気とEMFについて語るとき頻繁に使われるふたつの用語は、〈エネルギー〉と〈パワー〉だ。一般的な用法では、このふたつは交換可能な場合が多い。しかし物理学では、別々の概念なので、EMFの科学と安全基準のためには、そのちがいを理解することが肝心だ。

〈エネルギー〉は仕事をする能力を表すものだ。電磁場の周波数が高ければ高いほど、そのエネルギーは多い（そしてより多くの仕事ができる）。したがって、可視光線は無線周波よりエネルギーが多く、無線周波は極低周波よりエネルギーが多い（電磁スペクトル全体にわたって同じように見ることができる）。一方、〈パワー〉（測定単位はW）は仕事率を表すものだ。エネルギーが一定の場合、パワーが高ければ高いほど、電気が果たせる仕事は多い。したがって、300HzのEMF信号は5Wでつくってもいいし、5万Wでつくってもいいが、その場合、同じ信号がまったく異なるレベルのパワーで放射されることになる（5万Wのパワーで生成された300Hzの信号のほうが、伝播距離ははるかに長い）。

電磁スペクトルで低いほうに位置する低エネルギーの電磁放射は、高エネルギーの周波よりも身体へのダメージが小さいとされている。極低周波は無線周波やマイクロ波よりもダメージが小さく、X線は極低周波や無線周波、マイクロ波よりダメージが大きい。これが電磁スペクトルの帯域ごとに安全基準が異なる理由だ。だが、低エネルギーのEMFでも、身体にダメージを与えることを私たちは知っている。高パワーの極低周波電磁場は人を殺せるほどの電流を伝えることができるが（落雷や電気椅子など）、その百万倍もの高エネルギーの波からなる低パワーの無線信号を、人は感じることさえない（近くのベビーモニターからの送信など）。

EMFに対する重大な生体反応は、電磁スペクトル全体にわたって生じる可能性がある。ここからわかるのは、エネルギーのレベルばかりに注目してEMFにかかわる公衆衛生や安全性を語るのは、見当はずれも甚だしいということだ。にもかかわらず、この事実を根拠として、〈電離放射線〉と〈非電離放射線〉という異なるEMFグループの安全基準に大きな差があることが正当化されている。電離放射線（電磁スペクトルの可視光線の上の帯域にある高エネルギー周波数のEMF）は、人間にとって危険だと広くみなされているのに対し、低エネルギーの非電離放射線（可視光線より下の周波数のEMF）は、それよりずっと害が少ないと見られてきた。このようにエネルギーに焦点を絞ると、DNAの反応のような、現実の生物学的な尺度が示す有害な反応が見えにくくなる。本書各章で紹介した生物学的研究では、そうした細胞の反応が、きわめて低エネルギーで、きわめて低パワーの電磁放射にも刺激されることが示されてきた。有害のおそれがある生体反応を見過ごした結果、とくに非電離放射線については、現実に即さない安全基準が設定されているのだ。

電離放射線はなぜ生物にとって危険なのか

では、人は電離放射線の何をそんなに恐れているのだろう？　先に述べたように、すべての物質は原子からなり、原子には正荷電粒子（陽子）と中性粒子（中性子）、負荷電粒子（電子）が含まれている。陽子と中性子が集まって原子核を構成し、電子は太陽のまわりの惑星のように原子核のまわりをまわっている。定義上、安定した状態の原子には同数の陽子と電子が見つかる――つまり、その原子は中性で、正味電荷がないということだ。そしてここから〈イオン〉は生まれる。

高校の物理学で習ったおぼえがあるかもしれないが、イオンとは原子（どの原子でもいい）が電荷を帯びた状態である。イオン化した［電離した］原子に電荷があるのは、原子が電子を得るか失うかしたためだ。電子を失った原子は正電荷をもつイオン（陽イオン）になり、電子を得た原子は負電荷をもつイオン（陰イオン）になる。

EMFに関してイオンが問題になるのはなぜか？

前述したように、電磁放射にはさまざまな周波数のものがある。そして、そうした電磁スペクトルのトップに位置する周波数が、電離（イオン化）性の放射線だ。電離放射線は非常に高い周波数で振動し、エネルギーがとてつもなく大きい。あまりにエネルギーが大きいので、電離放射線は原子と接触すると、電子を原子核のまわりの軌道から弾き飛ばし、その原子が陽イオンになることがある（弾き飛ばされた電子が別の安定原子にくっつき、陰イオンが生まれることもある）。このようにして電離放射線は中性の原子を荷電イオンに変化させるのだ。

電離放射線はむかしから、生物にとって――あなたのような人間や、ほかのあらゆる生き物にとって――きわめて危険だとみなされてきた。電離放射線は化学反応を引き起こし、それが今度は生体システム（あなたの体内の分子など）に害をおよぼす。たとえば、長期的に紫外線を浴びると皮膚がんになる可能性があることは以前から知られている――ビーチに行くときに日焼け止めを塗るのはそのためだ。同じように、X線への曝露は身体に害をおよぼすおそれがあるため、回数を最小限にすべきであることも広く認識されている。そしてチェルノブイリやフクシマ・ダイイチのような核融合炉の破損による（放射性物質の漏出はもちろん）、電離電磁放射線の漏出の危険性は誰もが知るところだ。

原子の電荷を変えてイオンをつくり出すパワーがあるため、科学界そして社会全体が電離放射線にはリスクがあると認識している。一方、非電離EMFは、可視光線よりも低周波数であり、電子を放出させるだけのエネルギーはない――つまり、非電離電磁放射は原子をイオン化させることはできない。ところが、非電離EMFはDNAなどの重要な分子に大きな化学変化を生じさせるのだ。

現代のテクノロジーと非電離放射線

本書でとりあげるテクノロジーと科学はどれも非電離EMFに関連がある。携帯電話、スマートフォン、ワイヤレス機器、家庭用コードレスフォンは、いずれも非電離無線周波（3kHzから300GHz［ギガヘルツ］）とマイクロ波放射（300MHzから300GHz。マイクロ波放射と無線周波放射は、RF／MWとしてグループ化されることも多い）を発生させる。ほかの家電製品と送電線が発生させるのは極低周波（3から300Hz）で、こちらも非電離だ。

非電離放射線とそれを発生させる機器は人体組織を熱しないレベルなら生物学的に安全だと想定されてきた。だが、そうではない。本書で示しているように膨大な数の、ピア・レビューされた優れた科学研究によって、あらゆる種類の電磁放射は――非電離放射線も含め――生体システムに観察可能な影響を与えることが直接、明白に実証されている。生体反応は電磁スペクトルのどの部分への曝露からも影響を受けるのだ――極低周波の帯域も例外ではない。すべての電磁場は生物に作用する。

120年前から行われている研究

電磁放射と健康被害を結びつける考えは、けっして新しいものではないことを強調しておきたい。1891年、ジャック・

アルセーヌ・ダルソンヴァール（電流を測定する可動コイル検流計《ガルバノメーター》を発明したフランスの博士）とニコラ・テスラが、生体システム全体への電磁放射の影響を実証し、EMF曝露の結果、発汗、呼吸、体重などの身体的特徴がどう変化したかを記録している。1900年には、V・J・ダニレフスキー（ロシアの臨床研究者）が、「遠隔からの電気」の作用について、「長距離」の電気は（個々の生体システムだけでなく）有機体全体に影響をおよぼすようだと書いた。電磁場の「生物学的影響」に関する何十もの研究論文、数千におよぶ記事」が、米国での電力導入プロセス後に発表されている。[2] 本書でも1960年代から1990年代におこなわれた研究を数多く参照していることに、お気づきになるだろう。

だが、ダルソンヴァールの1891年の論文から120年以上たった現在、私たちはいまだに根本的な問題を論じている――つまり、非電離電磁放射は人間に病気などの健康被害を引き起こすのだろうか？　本書を読めばわかるように、科学はその答えがイエスだとはっきり示している。そこで、ここではEMFという問題の範囲を調べておきたい。附録2で見るように、トーマス・エジソンが大量生産される電球を発明してからというもの、私たちの非電離EMF曝露量は増えつづけ、いまや先進工業国の住民はいくつもの周波数のEMFをほとんど恒常的に浴びているのだ。

附録2　電磁時代

電球の発明――電磁放射の新時代

電球はじつに素晴らしいアイデアだった。おかげでいまでは、それ自体が輝かしいアイデアの象徴になっている。ハンフリー・デイヴィが世界初の電灯を英国王立協会に提出してからほぼ70年後、トーマス・エジソンは簡単に大量生産できる最初の実用的な白熱電球をつくり出した。電球の大量生産はその動力源となる電気の大規模な需要を創出した。ほかのどの発明にもまして、電球は人々が日々の暮らしで人工の電磁放射にさらされる新しい時代のきっかけとなったのだ。

送電網の発達

電球の市場を活発にするために、トーマス・エジソンは1882年、ニューヨーク市に初の発電所を設置した。ただし、この発電所でつくられたのは直流電流で、今日使われている（はるかに大量に、はるかに長い距離にわたって送電できる）交流電流ではない。最初の交流発電所がつくられたのは4年後のことだ。そして20世紀になるころには、ほとんどの主要都市で交流電流が送電線を通じて供給されていた。1950年代までには、米国政府主導の〈農村電化〉のプロセスを経て、送電網が居住者のいる農村部の大半にまで拡張された。

交流電流は極低周波（ELF）帯の電磁放射をつくり出す。米

電力線					
		各線からの距離			
送電線の種類	最大値	50′ (15.24)	100′ (30.48)	200′ (60.96)	300′(フィート) (91.44)(メートル)
115キロボルト(kV)					
平均	30	7	2	0.4	0.2
ピーク時	63	14	4	0.9	0.4
230キロボルト(kV)					
平均	58	20	7	1.8	0.8
ピーク時	118	40	15	3.6	1.6
500キロボルト(kV)					
平均	87	29	13	3.2	1.4
ピーク時	183	65	27	6.7	3

磁場の測定値。単位ミリガウス(mG)
情報提供:ボンヌヴィル電力事業団(Bonneville Power Administration)

危険区域 一般的な発生源によるEMFレベル(mG) 推奨される安全レベル:0.5 mG-2.5 mG		
発生源	4インチまで (10.16センチメートル)	3フィート (91.44センチメートル)
ブレンダー(ミキサー)	50-220	0.3-3
洗濯機	8-200	0.1-4
コーヒーメーカー	6-29	0.1
コンピュータ	4-20	2-5
白熱灯	400-4,000	0.1-5
ヘアドライヤー	60-20,000	0.1-6
電子レンジ	100-500	1-25
テレビ	5-100	0.1-6
掃除機	230-1,300	3.40

出典:米国環境保護庁(USA Environmental Protection Agency)
環境保護庁による一般的な家電製品のEMF放射推定値

国でのその周波数は60Hzだ（ヨーロッパや世界各国の大半は50Hz）（日本では、東日本が50Hz、西日本が60Hz）。エジソンが発明したような白熱電球は、この電流でフィラメントを熱して発光させる。調光器に接続されていない場合、白熱電球は送電網によって供給されるのと同じ60Hzの電力で機能する（調光スイッチは電流を操作することになるため電磁放射がはるかに多い）。

蛍光灯が使うのは別の技術で、必要とされるパワーが多い。そのため、60ワットの白熱電球が放射する電磁場は約5センチメートルの距離で0・3ｍG、約15センチメートルでは0・05ｍGだが、10ワットの蛍光灯は約5センチメートルの距離で6ｍG、約15センチメートルで2ｍGになる――20倍から40倍も強い。[1] 電球形蛍光灯（CFL）は、名前こそ似ているものの、標準的な蛍光照明とは別のテクノロジーを使っていて、電磁放射は従来の白熱電球に比べてずっと高レベルだ。電球形蛍光灯に関する調査はまだ多くないが、電磁放射の周波数がほかの電球に比べてかなり高いことはわかっている。電球形蛍光灯によってあなたがさらされるEMFは、白熱電球と関連のある極低周波よりも、コードレス電話や携帯電話に近い。また電球形蛍光灯には水銀が含まれるため、破損や処分の際にも問題が生じる。

電気を発電所から家庭へ届けるネットワークは、さまざまなレベルの電力を運べる各種の送電線で構成される。高圧送電線と呼ばれるものは、いわば電力の幹線で、69から765キロボルト（kV、1000ボルト）の電力を大量に運ぶ。一般的に、送電線を支える塔が高ければ高いほど、そこを流れる電気は強い。ほかの電線、たとえば各家庭とつながっている変圧器までの配電線が運ぶ電力はもっと弱い（15から30ｋV）。米国環境保護庁（EPA）はボンヌヴィル電力事業団のデータを用い、こうした送電線による極低周波への曝露を307ページの表のように距離別に推定している。[2]

送電網はそのあとあなたの住居まで延び、壁のなかを電気配線に沿って広がっていく（電力レベルは送電線に見られるものよりずっと低い）。その結果、あなたの家の配線は極低周波帯のEMFを発生させる。

安全面はのちほど検討するが、似たような発生源であっても実際のEMFレベルは異なることがあるのは理解しておきたい。送電線や建物内の配線から実際に放射される極低周波電磁場の量は、ケーブルや配線の設置の仕方に左右される。送電線にしろ住居内の配線にしろ、設計や敷設上の一見小さな違いが極低周波のレベルの大きな差につながることがあるのだ。[3] やり方次第で――熱線と中性線を別々にではなく一緒に走らせるなど――EMF放射は著しく減少する。送電線や変圧器までの距離も、極低周波のレベルに影響をおよぼす。EMFのレベルが高い家もあれば、そうでもない家もある。同じように、住宅の内部にもEMFレベルが高い場所もあれば、ずっと低い場所もある。集合住宅に住んでいたり複合オフィスで働いている場合は、変圧器や配電キャビネットから放射される極低周波も浴びることになるだろう。[4]

電気器具から放射される電磁場

電気が家庭に届けられると、人々は夜間の照明以外のことにも大いに利用するようになった。20世紀には電気で稼働する数世代の製品が登場した。冷蔵庫、エアコン、ドリル、ミキサー〔泡立て器〕、ブレンダー〔ミキサー〕、オーブン、暖房機器、コーヒーメーカー、フードプロセッサーなどなど。電気で動くものの例に漏れず、こうした電化製品もすべて電磁放射を発生させる。そして器具によって生じるEMF放射のレベルはまちまちだ。米国環境保護庁（EPA）が一般的な家電製品のEMF放射曝露の推定値を、製品から4インチ〔10・16センチメートル〕と3フィート〔91・44センチメートル〕の距離別に提供している。[5]

この表が示すように、ほとんどのEMFのレベルは発生源からの距離とともに大幅に低下することに注意しておきたい。4インチ以内のEMFレベルが3フィート先での値よりずっと高いのはそのためだ。したがって、使用中の家電製品からはできるだけ距離をおいたほうがいい。もちろん、ヘアドライヤーや電気かみそりといった製品の場合、これは難題になる。

現在、交流電力はアメリカ人のほぼ全員、世界の人口の推定75%に届いている。

テレビとラジオの無線周波

ラジオをつけてどこかの局を聴く場合、あなたはラジオ放送による一定レベルの無線周波（RF）放射を浴びることになる。ラジオ信号の周波数帯は複数あるが、いずれも電磁スペクトルの無線周波帯域におさまるものだ。米国では、AMラジオ局は520キロヘルツ（kHz）から1610kHzのEMF周波数帯で放送されている〔日本は526・5kHzから1606・5kHz〕。FMラジオ局はもっと周波数が高く、87・5メガヘルツ（MHz）から108・0MHzまで〔日本は76MHzから90MHz〕。テレビのEMFはさらに周波数が高く、マイクロ波（MW）帯だ。かつて標準的な地上波のテレビ信号は300MHzから500MHzで放送されていた。米国では、デジタル信号（2009年に移行）は通常54MHzから806MHzで放送され、以前のアナログ放送の範囲を広げたかたちになっている〔日本の地上デジタルテレビ放送は、470MHzから770MHz〕。

ラジオとテレビは無線周波／マイクロ波（RF／MW）のEMF信号を受信する一方、交流電源から極低周波も発生させることもおぼえておきたい。ラジオは放射する極低周波がわずかだが（ラジオの電磁放射の主な発生源は、ラジオやステレオが受信するラジオ信号そのものである）、テレビはディスプレイ技術を用いるため、かなり多くなる。ブラウン管（陰極線管〔CRT〕）技術を使った旧式のテレビは、実際に画面の奥から視聴者に直接X線を発していた（180センチメートル以上離れることが推奨されたのはそのためだ）。別の技術を用いたフラットな画面のディスプレイには、これは当てはまらない。

今日、テレビやコンピュータのCRTモニターは、LCD（液晶）やプラズマ、LED（発光ダイオード）のフラットパネルディスプレイに取って代わられている。これらは放射されるEMFのレベルがだいぶ低い。とはいえ、画面が古いCRTであれ、真新しい液晶であれ、テレビはラジオよりもはるかに多くの電力を必要とする。その結果、ラジオより高レベルの極低周波電磁場を発生させるのだ。だがテレビは、電磁スペクトルのうち極低周波とマイクロ波双方のＥＭＦ曝露を生じさせる機器の一例にすぎない。もうひとつの例は、同じく普及している機器、電子レンジである。

電子レンジのマイクロ波

１９４０年代、テレビを使用していた研究者たちがマイクロ波放射を調理にも利用できると気づき、電子レンジは誕生した。最初の電子レンジは、米海軍が潜水艦で使用するために開発したものだが、１９４７年に民間でも入手できるようになった。今日、アメリカの家庭（と職場）の90％以上に電子レンジがあると推定されている。[6]

電子レンジはマイクロ波を放射し、そのマイクロ波が熱を使わずに食物を内側から調理する。どの電子レンジも遮蔽物を備え、米国食品医薬品局（ＦＤＡ）の規制ガイドラインに沿って、マイクロ波の放射漏れを最小限に抑えているが、電子レンジは最大５ｍＷ／㎠のマイクロ波漏れを許されているのだ。[7]この値は新品の電子レンジに適用されるものであり、電子レンジの手入れをしない場合、マイクロ波漏れは時とともに増えていく。

調理するのに十分なマイクロ波を発生させるには、大量のパワーを要する。電子レンジがマイクロ波に加え、非常に高レベルの極低周波を放出するのはそのためだ（電子レンジの遮蔽物は極低周波からは守ってくれない――調理中のマイクロ波を抑えるだけのために存在している）。

携帯電話の爆発的普及

１９５０年代、研究者たちはマイクロ波放射を利用する電話をつくる方法を発見した。コードレス電話は１９５６年に初めて発明され、１９５９年にレイモンド・フィリップスが特許を取得したが、この発明と特許というプロセスが何度もくりかえされ、１９８０年代にようやく一般市民に提供されるようになった。初期のコードレス電話は９００MHzのマイクロ波を放射するモデルが多かったが、現在は２・４ギガヘルツ（GHz）未満のコードレス電話はなかなか見つからない。５・８GHzという機種さえある。コードレス電話の親機は、子機と通信するための無線周波／マイクロ波はもちろん、ＡＣ電源から極低周波も放射する。またＤＥＣＴ方式のデジタルコードレス電話は、通話中か否かにかかわらず、つねに信号を送りつづける――つまり、こうした電話はあなたの家をつねにマイクロ波放射で満たすということだ。

コードレス電話は便利な機器だが、依然として電話回線というしばりはある。その物理的な接続を完全に断ち切り、１９７３年にモトローラのマーティン・クーパーが最初の携帯電話を発明した。一般に入手可能な携帯電話第一号は、靴箱くらいの大きさで、発売されたのはその10年後、価格は現在の相場でおおよそ1万ドルだった。

その後のセルラー移動通信の世界的な成長には驚くしかない――電球、テレビ、電子レンジの所有率と同じく、これもまた収穫加速の法則の実例だ。米国の携帯電話ユーザーは１９９６

年の3400万人から2006年には2億3000万人以上にまで増加した。[8] 2009年には、すでにアメリカの成人の83%が携帯電話をもっていた――ほんの5年前は65%だったのだが。[9] ほかの先進国でも状況はほとんど変わらない。というより、ヨーロッパの大半は携帯電話所有率がもっと高く、ほぼ100%である。[10]

途上国の多く（固定電話のネットワークがない地域）、中国とアフリカの大半などでも、モバイル機器の人気は著しい伸びを示している。固定電話のインフラに投資しなくとも接続が可能になるためだ。人口世界第2位のインドでは、国勢調査のデータから携帯電話をもっている国民（53・2%）のほうが家にトイレがある国民（46・9%）より多いことが明らかになっている。[11] 2012年には、世界全体でモバイル契約者数が59億人を超えたと見積もられている。世界の人口のおおよそ87%相当だ。[12] スタンフォード大学のデジタルジャーナリズムの教授、ハワード・ラインゴールドが携帯電話について語ったとおり、「おそらく世界じゅうでこれほど速く、これほど多くの人に広まったものは前例がない」[13]。

〝比吸収率〟とは

無線周波やマイクロ波の放射から身体がエネルギーを吸収する比率を、〈比吸収率〉（SAR）という。電力密度など、EMFのほかの測定値が表すのは電磁場のエネルギー量だが、SARが示すのは被曝者が放射から吸収するエネルギーの量だ――放射そのものの強さではない。したがって、SARは質量全体に対するエネルギーの平均となり、ワット毎キログラム（W/kg）で計測される。

連邦通信委員会（FCC）は、新製品の携帯電話はすべてSARを特定の実験環境下で検証し、機器による最大許容曝露量1・6W/kgを達成していなければならないと定めている（こうした機器の売り上げから利益を得る民間企業が、検査をする責任を負っている。FCCは機器の検査をしない）。ただし、FCCが説明するように、「単一のSARの値は、一般的な使用状況下での無線周波曝露量について、個々の携帯電話機種を比較するに足る情報を提供するものではない」[14]。

それはなぜか？

電磁放射の測定方法の例に漏れず、SARはEMFに取り組む科学者にとって便利なツールだ。だが、SARは携帯電話（やそれに類する現代の機器）の安全基準としては根本的な欠点がある。簡単にいうと、あなたの携帯電話のSARは、その電話を使用することであなたが曝露される放射の量を示すものではない。

SARを確定するにあたり、あなたの携帯電話は実験室で電源を入れられ、その放射の量が複数の角度と距離で測定されている。そして得られた最大被曝量がその携帯電話のSARとなる。したがって、携帯電話のSARが表すのは、実験室と同じ条件で使用された場合に、身体のある一点に吸収されるエネルギーの量だ。あなたの電話のSARは身体のある一点で一回計測された曝露量を表すのだとしたら、電話の使用中に身体が吸収する放射の量を示すはずがない。

また、こうした制限のある曝露測定値は現実的な条件を考慮していない。たとえば、ｉＰｈｏｎｅ４ｓは頭部に対するＳＡＲが1・18Ｗ／kg[15]だが、これは電話を検査時と同じ角度でもつことを前提としている。わずかでも角度が変われば、ＳＡＲも変わる。アップルの説明によると、ｉＰｈｏｎｅのＳＡＲ値は頭から8分の5インチ〔1・587センチメートル〕離して持った場合にのみ正確になるそうだ[16]。普段使っているように頭に直接密着させると、ＳＡＲはもっと高くなる（アップルもＦＣＣもその値は発表していない）。〔ＳＡＲの制限値は米国など人体組織1ｇ対象の平均限度を定める国では1・6Ｗ／kg、ＥＵ諸国や日本など人体組織10ｇ対象の平均限度を定める国では2・0Ｗ／kg。アップルのサイトによると、「頭部に密着した使用」時、ｉＰｈｏｎｅ５ｓは前者の国で1・18Ｗ／kg、後者の国で0・93Ｗ／kg、ｉＰｈｏｎｅ６は前者が1・08～1・18Ｗ／kg、後者は0・93～0・97Ｗ／kg〕。

また、ＳＡＲが測定されるのは電話の電源を入れて使用しているときだけである。したがって、ＳＡＲからは、電源がはいっていても使用していないときに（たとえば、まだ近くの基地局と通信中なのにポケットに入れたときに）、人体が吸収する放射量については何もわからない。

したがって、携帯電話の放射をめぐる公衆衛生上の懸念への対応として、ＳＡＲを利用したくても、どんな状況下にせよ、どんな携帯電話にせよ、放射への曝露量を知る役にはほとんど立たない。同じ理由で、ＳＡＲは生物学的な反応とはいっさい関係ない。ＳＡＲは本質的に、科学や公衆衛生の観点から見るとまったく価値のない、恣意的な基準である。

また、かりにＳＡＲが携帯電話の放射の人体による吸収について多少なりとも正確な情報を示すとしても、それはある時点のものにすぎない。現在、携帯電話の放射への長期的な累積曝露量を見積もるための、あるいは規制するための基準はないのだ。

今度、新しい携帯電話や無線機器のＳＡＲ値を見るときは、そうしたことに留意していただきたい。一部の携帯電話事業システム（ＣＤＭＡ〔符号分割多元接続〕技術を使う〈ベライゾン〉や〈スプリント〉など）は、他社（ＧＳＭ〔ＦＤＤ‐ＴＤＭＡ方式で実現されている第二世代携帯電話〔２Ｇ〕規格。日本では使われていない〕技術を使うＡＴ&ＴやＴ‐Ｍｏｂｉｌｅなど）に比べてずっと厄介で、電話のかけ手が移動している場合（動いている車や列車に乗っている場合など）はとくにそうだ。ＣＤＭＡはＧＳＭに比べ、基地局間の接続の中継処理が非効率的なため、ＧＳＭ方式の電話のほうが性能を最大限に発揮できることが多い。電源を切るか、機内モードにしないかぎり、電話はつねにそうした基地局と通信している。つまり、あなたの携帯電話は通話中でなくとも、継続的に（断続的ではあるが）無線周波／マイクロ波を放出しているのだ。ＳＡＲは通話中の放射レベルしか表さず、電話が待ち受け状態で電源オンの場合（そしておそらくあなたのポケットのなかで身体に密着している場合）の周囲への放射を捉えていない。

したがって、ＦＣＣが設定する携帯電話のＳＡＲ値は、健康リスクを見積もる基準として無益だといっていい。個々の曝露量を正確に反映するものではないからだ。そして、許容される、もしくは「安全な」ＳＡＲレベルをベースとした規制や公衆衛生ガイドラインも役には立たない。低レベルのエネルギーで生じるさまざまな生物学的影響を考慮していないためである。

データネットワークの拡大

携帯電話の使用が広まったのと同じように、ワイヤレスのマイクロ波放射を頼りとする別形態の通信ネットワークも普及してきた。２・４GHz帯で運用されるＷｉ－Ｆｉは、到達エリア内の誰にでもオンデマンド接続を提供するために大量の電力を使用する（スマートフォンのＷｉ－Ｆｉ接続を無効にすると、バッテリーが格段に長持ちするのはそのためだ）。いまでは当然のように、多くの家庭やオフィスにＷｉ－Ｆｉネットワークがある。ホテル、スターバックスやマクドナルドといった店舗も同様だ。それどころか、市全域をカバーするＷｉ－Ｆｉネットワーク、ＷｉＭＡＸ（広域版のＷｉ－Ｆｉといえる）を導入する都市が増えてきた。Ｗｉ－Ｆｉ機器を使っていようがいまいが、あなたはそうしたネットワークに放射されている。Ｗｉ－Ｆｉ機器（たとえばｉＰａｄ）を使っているとしたら、こうしたネットワークに加え、機器内のＷｉ－Ｆｉカードから放射されるマイクロ波を浴びている。そしてＷｉ－Ｆｉ機器をコンセントにつないでいるとしたら、ＥＬＦも発生しているのだ。

"スマートメーター"による電磁場曝露

米国じゅうの電力会社が従来の電力メーターから無線を使う〈スマートメーター〉への交換を進めている。この名称は、各会社が電力使用の監視と制御をより知的におこなう助けとなることに由来するものだ。スマートメーターが消費者の利益になるのか疑問視する声は多いが、無線周波／マイクロ波の重大な発生源となることに疑いの余地はない。スマートメーターは放射を使って電力会社と無線通信する（その距離はコードレス電話、ベビーモニター、携帯型無線機《ウォーキートーキー》よりはるかに長い）。それも常時ではないにせよ、くりかえし通信するため、スマートメーターや、大型集合住宅にある複数のメーターの設置場所の付近（や壁の反対側）にいる人は、頻繁に曝露される結果となる。一部のスマートメーターシステムでは、ひとつのメーターが複数のメーターからの全情報の収集と発信をおこなうネットワークが形成されている。

そのほかのワイヤレス機器

無線通信技術と同様に（ムーアの法則と収穫加速の法則どおり）、ワイヤレス通信機能を搭載した各種の機器もコストダウンとパワーアップをつづけている。リモコンは信号を送るのに赤外線（ＩＲ）電磁放射を使っているのが普通だ。ビデオゲームのコントローラも機種によって種類は異なるが、ＥＭＦを使用している。ベビーモニターはコードレス電話と同じく、電源がはいっているあいだは常時通信している。同様に、無線周波を使うウォーキートーキーとＣＢラジオ（市民バンド無線）は、周波数27MHzの無線周波ＥＭＦを送受信する。自動車保険会社のプログレッシヴは現在、車内に機器を設置し、携帯電話の信号を使って運転行動を通信する〈スナップショット〉プログラムを割り引き料金で提供中だ。無線周波の電磁放射で作動するワイヤレス温度計もある。さらに、ワイヤレスの犬用電気フェンスや無線周波ＥＭＦを放射するワイヤレスの有害生物防除装置もある。いまや無線周波とマイクロ波の発生源は、人々の住居のほぼすべての部屋に、そして庭にも見つかるのだ。

通信アンテナからの電磁放射

身のまわりの機器と送電網はともに電磁放射の重大な発生源だが、もうひとつ大きな発生源がある――それはしばしば隠されていて、見落としやすいもの、すなわち、携帯電話やテレビ、ラジオを機能させる強力なアンテナのネットワークだ。

実用的な携帯電話の試作品を組み立てたことと、消費者用の携帯電話の完成品を一般に売り出したことは、まったく別の功績だと考えたほうがいい。というより、発明家マーティン・クーパーによる1973年の試作品を1983年のモトローラ製DynaTAC8000Xに変えるには、とくにインフラの構築に関して、とてつもない数のエンジニアリング上の躍進が不可欠だった。携帯電話は、通話をワイヤレスに送受信するために通信アンテナもしくは〈基地局〉のネットワークが欠かせない。1973年、クーパーはモトローラがこのプロジェクト用に建てた2本のアンテナを使い、携帯電話による最初の通話を実現した。だが、この新しい技術を一般の人たちが利用できるようにするには、もっとたくさんのアンテナを建てなければならない。そのプロセスはあまりにも費用と時間がかかるため、携帯電話は事業として成立するのかと疑う者が大勢いた。

こうした反対派が間違っていたのはいうまでもなく、現在、地球には携帯電話用のアンテナが点在している。多くは鉄塔（通常は高さ60メートル以上）に設置されており、こうした鉄塔は複数のアンテナを搭載可能だ。アンテナはオフィスや病院、集合住宅、教会、街灯、標識の上にも設置されている。モトローラの一般向け携帯電話第一号の発売から2年後の1985年、米国には約900基の携帯電話用鉄塔が建てられていた（ネットワーク性能はかなり貧弱だった）。2005年には、その数はすでに17万525に増えていた。[17] 2012年7月1日現在では、ウェブサイトhttp://AntennaSearch.comによると、米国だけでも48万58基の携帯電話用鉄塔、153万5883本の携帯電話用アンテナがあったらしい。[18] 鉄塔とアンテナの正確な世界の統計値はなかなか見つからないが、すでに何百万と存在しているし、携帯電話所有者が増加し、私たちユーザーがネットワークに課すデータフローの要求が高まるのに伴い、その数は急速に増えつつある。

各鉄塔とアンテナは常時EMF放射を送受信している。携帯電話会社のサービス圏内にいるかぎり、いつでも通話を発信、着信できるのはそのためだ。電話の電源を入れていようがいまいが、携帯電話を所有していようがいまいが、あなたは周囲のEMFを発する鉄塔からの放射にさらされている。

このところ、「隠される」アンテナが増えてきている。環境に溶け込むように設計しているからだそうだ。隠れるように設計されているぶん、こうしたアンテナを避けるのはなおさらむずかしい。そこでぜひ、http://AntennaSearch.comを訪れることをお勧めする。あなたの家、職場、お子さんの学校の住所を入力すると、半径4マイル［約6・4キロメートル］内にどれだけアンテナがあるかがわかる。きっとその結果に驚くことだろう。携帯電話がつながる場合、あなたは少なくとも1基（おそらく2基以上）の鉄塔から放射を浴びているのだ。

携帯電話と同じく、テレビとラジオが正しく作動するのも、無線周波／マイクロ波の通信信号を中継する強力な通信アンテナ網の支えがあってこそだ。そのアンテナは通常、鉄塔や高層建築物の上に設置され、50ｋＷ（つまり5万ワット）のエネルギーを送ることができる。このとてつもないエネルギーの量が、ラジオやテレビの放送アンテナ付近で曝露が高レベルとなる理由だろう。

〝汚れた電気〟とは

家庭のコンセントに電気を供給する交流電力は、電力会社が言う〈汚れた電気（dirty electricity）〉に着地点を提供している。電力会社によってつくられ、国の送電網を運ばれる〈きれいな〉60Hzの交流電気に対し、汚れた電気という言葉は送電線が拾うほかのすべてのＥＭＦノイズ（60Hz以外の周波数）を指している。送電網とは要するに、ひとつの巨大な無線アンテナだ。この汚れた電気が住居の電気配線に運ばれてきたときに、人々はそれに曝露する。医師で疫学者であり、『汚れた電気――電化と文明病（*Dirty Electricity: Electrification and the Diseases of Civilization*）』の著者であるサム・ミルハム博士は、この種のＥＭＦノイズを健康問題の重大な原因だと考えている。彼は多数の事例研究でこの考えの根拠を文書化してきた（その一部については後述する）。

職業上の曝露

一部の職業に従事する人は一般よりもＥＭＦの曝露レベルが高い。電気技師、電力会社作業員（電力線作業員および発電所職員）は当然として、溶接工、裁縫師、鉄道作業員（軌道を流れる強力な電気を動力源としている鉄道も多い）、医師、歯科医、航空管制官、航空機乗務員、通信オペレーター、軍用レーダーオペレーター、電動工具を頻繁に使用する建設作業員などもそうだ。

スイッチがオフのときも放射は続く

すでに述べたとおり、携帯電話と多くのコードレス電話は使用中か否かにかかわらず（電源がはいっているかぎり）、マイクロ波を放射する。多くのワイヤレス機器は、ネットワークに未接続の場合、つねに信号を発して新しいネットワークを探しつづける。同様に、ほとんどのテレビはプラグを抜かないと完全に電源を落とすことができない――いつも前面のライトがついているのは、テレビがじつは無駄に電力を消費し、ＥＬＦを放射している証しだ。私たちの身のまわりのあらゆる機器が、ある程度電力を使うようになっている――スイッチがオフのときもだ。それが消費者製品の標準規格になっている理由はわからないが、もちろん、エネルギーの浪費であるうえに、このような設計では電磁場曝露と環境に放出されるＥＭＦがさらに高レベルになる。

電磁時代の〝電磁《エレクトロ》スモッグ〟

20世紀の歴史は電磁放射を使用した技術発展と分かちがたく結びついている。工業化以前の世界では、日光（そして、ほかの天体による低レベルの放射）、稲妻、地磁力を別にすると、非電離電磁放射を発するものはなかった。人間がＥＭＦの力を理解するようになったのに伴い、その応用例は急激に増えてきた。したがって、ＰＣＢ、フロンガス（ＣＦＣ）、鉛といった既知の環境汚染物質とは異なり、ＥＭＦは文明の副産物ではない。むしろ、ＥＭＦの科学とそれを利用する人間の能力は、まさしく現代社会の礎石なのだ。この理由から、私たちが暮らしているこの時代は電磁時代と呼べるはずである。青銅や銅でつくった道具が青銅器時代を定義づけ、鉄の技術が鉄器時代を定義づけたように、ＥＭＦの科学とテクノロジーが今日の世界を定義づけている。

電磁時代の初期の実績はじつに目覚ましい。私たちは月に人間を送り出した。原子を分裂させた。ヒトゲノムを解読した。かつて人間に大惨事をもたらした病をほぼ根絶した。インターネットと驚くべき数の機器を生み出し、地球上のほぼすべての人と光の速さで通信することを可能にした。ＥＭＦを発生させるパワーとテクノロジーは、過去には想像もつかなかった、とてつもない成果を促進してきている。

電磁時代を通じて、電磁テクノロジーの利用は電磁スペクトルを上昇させ、周波数とエネルギーを高めてきた。20世紀初頭には、ＥＬＦを発生させる交流電源が導入された。つづいてラジオがより高い無線周波帯を使用するようになった。テレビ、レーダー、携帯電話、Ｗｉ-Ｆｉネットワークは、さらに高周波数のマイクロ波放射を利用している。結果として、21世紀初めの私たちはますます多くの非電離電磁放射を、さらに多くの発生源から、さらに広い電磁スペクトルにわたって浴びせられている。遍在する〈電磁《エレクトロ》スモッグ〉から逃れるのはむずかしくなる一方だ。

電磁時代の将来を見据える

私の両親は身のまわりに人工のＥＭＦ放射がない世界に生まれた。当然、私が生まれるころには状況は変わり、私は冷蔵庫や電球といった現代の恩恵にあずかった。ＡＣ電源による技術（極低周波のＥＭＦを放射する）とワイヤレス通信技術（無線周波／マイクロ波ＥＭＦを放射）が、20世紀に幾何級数的なペースで発展した。この傾向がつづくのは間違いない――誰もが依存するようになったＥＭＦを発生させる機器が加速度的に増えつづけることも。

カーツワイルは、２００１年の人類の進歩の速さを基準として、20世紀は25年ぶんの進歩を遂げたと説明している。同じ２００１年の基準を当てはめたカーツワイルの予測によれば、21世紀の進歩は２万年ぶんになるようだ。とすると、現代文明を定義づける道具や機器からの、たえず増大する電磁放射に囲まれると予想していい。

１年を追うごとに、私たちのひとりひとりが、種類を増していく発生源からの、さらに大量の電磁放射にさらされることが予想される。ＥＭＦを放射するテクノロジーの増加率は幾何級数的であり、いまや放射の発生源はあまりにも多様で、ほとんど見過ごされがちなものも少なくない。

〈著者略歴〉

マーティン・ブランク
(Martin Blank)

健康と電磁波の影響に関して30年以上にわたって研究を続けている専門家。

コロンビア大学で物理化学博士号を、ケンブリッジ大学でコロイド科学博士号を取得。

現在、コロンビア大学生理学・細胞生体物理学科特別講師。同大学では40年以上にわたって教壇に立ち、その間に、専門分野に関する12冊の本を編纂し、200本以上の論文を発表している。

生体電磁気学会会長。

〈翻訳者略歴〉
近藤隆文
(こんどう・たかふみ)
1963年静岡県生まれ。一橋大学社会学部卒。訳書に、マクドゥーガル『BORN TO RUN　走るために生まれた』、フォア『ものすごくうるさくて、ありえないほど近い』、シュタインガート『スーパー・サッド・トゥルー・ラブ・ストーリー』(以上NHK出版)、カーリン『ブルース・スプリングスティーン』(アスペクト)、シードマン『人として正しいことを』(海と月社)、アデア『エジソン　電気の時代の幕を開ける』(大月書店)など。

携帯《けいたい》電話《でんわ》と脳腫瘍《のうしゅよう》の関係《かんけい》
ついに科学《かがく》が明《あき》らかにした!

2015年2月6日　第1刷発行

著　マーティン・ブランク
翻訳　近藤隆文

デザイン　坂野公一(welle design)

発行者　土井尚道
発行所　株式会社飛鳥新社
〒101-0003
東京都千代田区一ツ橋2-4-3
光文恒産ビル
電話　03-3263-7770(営業)
03-3263-7773(編集)
http://www.asukashinsha.co.jp
印刷・製本　中央精版印刷株式会社

ISBN 978-4-86410-388-6

担当編集　品川亮